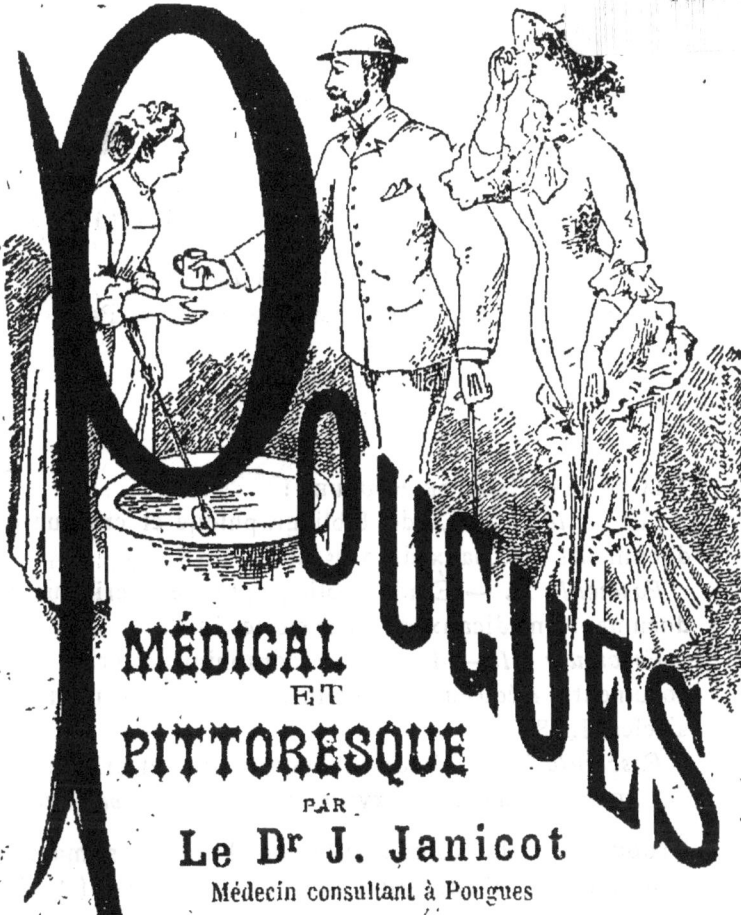

POUGUES
MÉDICAL ET PITTORESQUE

PAR

Le Dr J. Janicot
Médecin consultant à Pougues

ET

Aimé Giron
De la Société des gens de Lettres

Avec 21 Cartes

PARIS
IMPRIMERIE MOTTEROZ
54, BIS, RUE DU FOUR
1881

POUGUES

Médical et Pittoresque

POUGUES

Médical et Pittoresque

PAR

LE DOCTEUR J. JANICOT

Médecin consultant à Pougues

ET

AIMÉ GIRON

De la Société des gens de Lettres

AVEC VINGT ET UNE CARTES

PARIS

IMPRIMERIE MOTTEROZ

54 BIS, RUE DU FOUR

1881

O<small>N</small> *pourrait, je crois, appliquer aux Eaux minérales le mot d'Horace sur les livres.*

Comme eux, en effet, elles ont leurs destinées — habent sua fata — destinées capricieuses et changeantes dont ne sont point exemptes celleslà même qui s'enorgueillissent, à bon droit, d'un passé glorieux et de services rendus pendant plusieurs siècles. Elles sont tributaires de la mode, sans raison et tout aussi bien que les coupes d'une toilette, les formes d'une littérature ou les médicaments d'une pharmacopée.

Tel a été, précisément, le sort des Eaux de Pougues.

Ayant conçu le dessein d'écrire successivement, en une série de monographies coordonnées, une sorte de Traité des Eaux de Pougues, j'ai dû, logiquement, commencer ce livre par une Étude complète de tous les ouvrages médicaux de quelque valeur publiés sur nos vieilles sources depuis le xvi° siècle jusqu'à nos jours. Or, j'affirme, après avoir compulsé pour ce travail à peu près tous les livres anciens d'hydrologie et tous les catalogues connus, qu'aucune station hydro-minérale française n'a été aussi fréquentée anciennement et n'a enrichi autant la littérature médicale des xvi°, xvii° et xviii° siècles.

En 1650, on traitait à Pougues, par année moyenne, de 500 à 600 malades. Plusieurs documents en font foi. Rois, princes, grandes dames y affluaient à cette époque. Puis, la vogue inconstante — la donna è mobile — délaissa les nymphes pougoises, pour leur revenir plus tard, les quitter à nouveau, leur revenir encore.

Nous sommes présentement — pour toujours ? je l'espère ; pour longtemps ? j'en suis sûr — dans une de ces périodes de faveur retrouvée. Je rends ici simplement à chacun ce qui lui est dû, en rapportant la gloire de cette juste résurrection à mon regretté prédécesseur, le docteur Félix Roubaud, et à l'administration intelligente et active de M. Édouard Jéramec, propriétaire de Pougues depuis 1877.

Un Guide médical et pittoresque, *court et complet tout à la fois, portatif, enrichi de nombreuses cartes, coquettement imprimé, se lisant bien, pouvant être oublié sans peur sur toutes les tables et mis sans reproche dans toutes les mains, un guide semblable manquait manifestement aux* Eaux de Pougues.

J'avais songé — pensant être utile en cela aux baigneurs — à combler cette lacune. A supposer que je m'y fusse risqué seul, j'y aurais vraisemblablement échoué. Mais j'ai eu la bonne fortune d'obtenir la collaboration d'un de mes meilleurs amis, M. Aimé Giron, qui a bien voulu se charger de ce qui n'était ni dans mes habitudes, ni dans mes aptitudes : la rédaction de la partie descriptive et pittoresque de ce Guide.

M. Aimé Giron était déjà fort honorablement connu dans le monde des lettres lorsqu'il a ajouté récemment à sa réputation par une collaboration littéraire au journal le Figaro. *Je doute fort qu'aucun ouvrage du genre de celui-ci ait eu jamais à son service une plume aussi finement taillée pour la description, aussi coutumière de pittoresque originalité et de spirituelle gaieté.*

Peut-être aurons-nous fait, à deux, quelque chose de bien.

Dr J. JANICOT

Médecin consultant à Pougues.

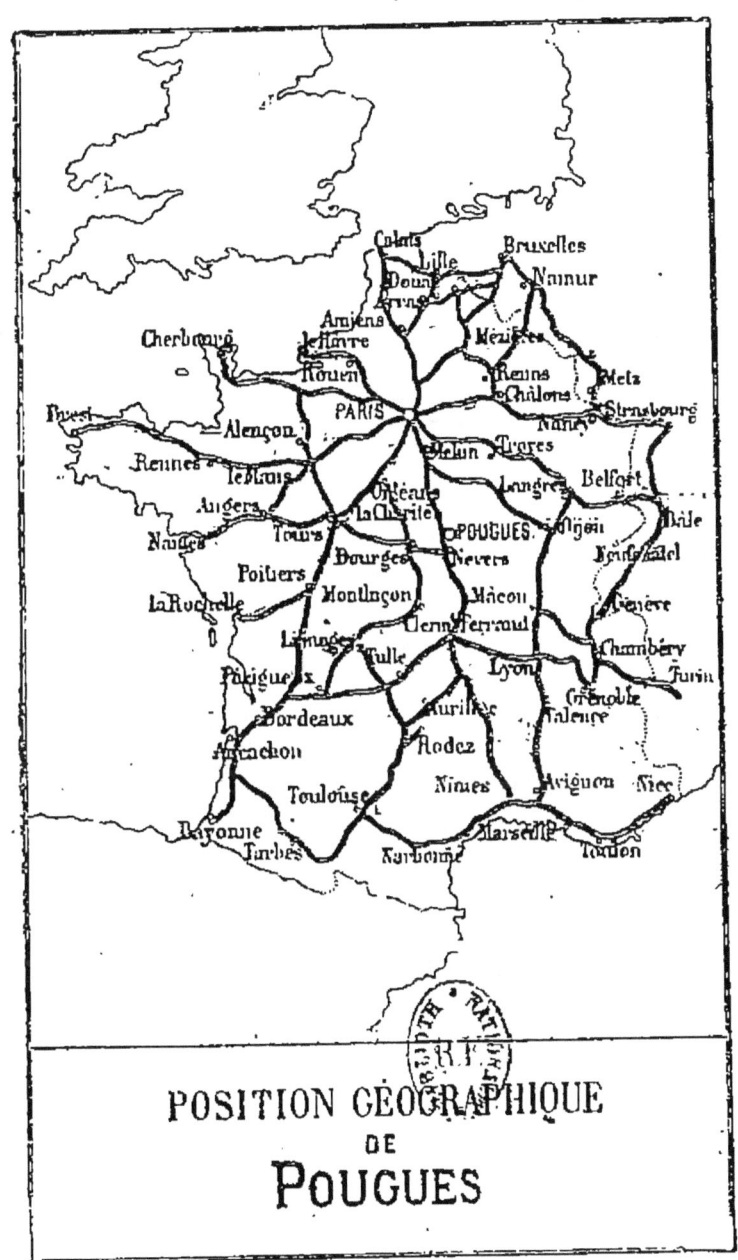

POSITION GÉOGRAPHIQUE DE POUGUES

PREMIÈRE PARTIE

Renseignements utiles sur la Station

Pougues-les-Eaux !
On descend de wagon. A tous les trains, à la barrière de la gare, les omnibus des hôtels attendent — et dans le plus grand silence, s'il vous plaît, car il est formellement interdit aux cochers de solliciter les voyageurs. Cette consigne est scrupuleusement respectée. La chose est assez rare dans les villes d'eaux pour que je la signale ici.

On monte dans un omnibus quelconque. Les bagages sont immédiatement chargés sur l'impériale. Et fouette, cocher ! En trois minutes à peine on est rendu, la distance qui sépare la gare de Pougues de l'établissement thermal n'étant que de cinq à six cents mètres.

On trouve à Pougues des hôtels confortables,

bien tenus, et de tous prix, depuis sept ou huit francs par jour (logement et table) jusqu'à douze, quatorze francs, et plus. Pour des motifs faciles à comprendre, nous ne voulons ni désigner ni apprécier les hôtels ici ; nous y perdrions latin et réputation d'impartialité, sans doute. Le lecteur n'aura qu'à se reporter aux annonces placées à la fin de ce livre. Il trouvera là, écrits de la plume des intéressés eux-mêmes, l'indication des principaux hôtels et tous les renseignements qu'il pourra désirer.

En dehors des hôtels, il y a, pour les familles qui préfèrent vivre plus librement, plus en intimité, plus à l'aise, de nombreuses villas meublées dont plusieurs, appartenant à l'administration de la Compagnie des Eaux, sont louées par elle. Enfin, pendant la saison, les buveurs qui désirent vivre très économiquement, trouvent facilement à louer chez des particuliers ou dans des maisons meublées une chambre ou plusieurs chambres et ce qu'il faut pour faire eux-mêmes leur petite cuisine.

Je n'exagère rien en disant que les hôteliers — grands, moyens et petits — se font remarquer par leur complaisance et un empressement discret à l'égard des voyageurs. On ne trouve pas cela partout. J'ajouterai que la table est bonne ; trop bonne même à mon avis, pour certaines catégories de malades.

Le choix d'un gîte arrêté, les conditions de

prix une fois débattues et bien fixées, — pour n'avoir plus à y revenir et pour éviter toute espèce de désagrément, — les buveurs ont l'habitude d'aller chez leur médecin, qui, après s'être rendu un compte exact de leur état, se fait naturellement un devoir et un plaisir de leur indiquer la marche à suivre pour le traitement et les formalités administratives, bien simples, qu'il nécessite.

Tous ces renseignements sont, du reste, fournis, à l'Administration, par le gérant ou ses employés, dont les bureaux sont à la grille du parc, dans le pavillon de droite, en entrant. C'est souvent même au bureau de l'administration que les buveurs se rendent de suite après l'hôtel, pour prendre pied et langue, et s'orienter. C'est au pavillon de l'Administration que l'on délivre les cartes d'abonnement à la source et au Casino-théâtre, — le nécessaire et l'agréable, le traitement et le plaisir, l'un soutenant l'autre et ceci complétant fort bien cela.

Le prix d'un abonnement pour la boisson, à la source, est de 10 francs par personne pour une saison ordinaire (21 jours) ; on y ajoute 1 franc pour le verre en beau cristal de Baccarat, — exactement gradué et portant un numéro d'ordre, — que les donneuses d'eau doivent fournir à chaque buveur, et lui conserver dans un casier dont le numéro correspond au numéro de la carte d'abonnement et au numéro du verre

Douche ascendante. . . . . 1 fr. »
Bain entier (avec linge). . . . . 2 fr. »
— — sans linge. . . . . 1 fr. 50
— — d° de $\begin{Bmatrix} 5\text{ h. }1/2\text{ à }6\text{ h. mat.} \\ 5\text{ h. }1/2\text{ à }6\text{ h. soir.} \end{Bmatrix}$ 1 fr. 25
Bain de siège, à eau dormante ou à eau
courante, avec linge. . . . . 2 fr. »
Linge : Serviette. . . . . 0 fr. 15
— Peignoir toile. . . . . 0 fr. 25
— — laine. . . . . 0 fr. 50
— Robe de chambre. . . . . 0 fr. 50
— Fond de bain . . . . 0 fr. 50

Services Administratifs

POSTES ET TÉLÉGRAPHES

Les guichets sont ouverts au public de 7 heures du matin à 7 heures du soir.

Nota. — Les dimanches et jours fériés, le bureau postal et télégraphique est fermé de 10 heures à midi, et définitivement à 3 heures du soir.

Il ouvre à la même heure le matin, c'est-à-dire, à 7 heures.

ARRIVÉE DES COURRIERS

Correspondances de toute origine. 5 h. 35 mat.
De Nevers . . . . 10 h. 10 mat.
De Nevers, Moulins et le Midi . . midi 20 soir.
De Paris, le Nord, l'Est et l'Ouest. 2 h. 10 soir.

Les correspondances arrivant à 5 h. 35 du matin commencent à être distribuées à 6 h. 30.

Les autres le sont à partir de 2 h. 40 du soir.

LEVÉES ET DÉPARTS DES COURRIERS	CLOTURE des affranchissements en numéraire et des chargements			DERNIÈRE LEVÉE de la boîte du bureau avant chaque départ			DÉPART des courriers		
	HEURES	MINUTES	MATIN OU SOIR	HEURES	MINUTES	MATIN OU SOIR	HEURES	MINUTES	MATIN OU SOIR
Pour Nevers et la Charité............	8	30	m.	8	45	m.	9	»	m.
Pour Paris, le Nord, l'Est, l'Ouest et le Sud-Ouest............	11	15	m.	11	30	m.	11	50	m.
Pour Nevers et le Midi........	1	10	s.	1	25	s.	1	40	s.
Pour La Charité, Paris et les départements du Nord, de l'Est et de l'Ouest..............	6	»	s.	6	15	s.	6	30	s.
Pour Nevers, le Midi et le Sud-Ouest................	7	»	s.	9	»	s.	11	30	s.

Deux levées supplémentaires sont faites à la boîte de l'Établissement :

L'une à 8 h. 30 du matin ;
L'autre à 5 h. 45 du soir.

Enfin, la boîte aux lettres de la Gare est levée 10 minutes avant le départ des trains correspondant aux divers courriers.

Service Religieux

CULTE CATHOLIQUE

Pendant la saison, des messes sont dites le dimanche à 6 heures, 7 heures, 8 heures et 10 heures. — Vêpres le soir à 2 heures 1/2.

CULTE PROTESTANT

Prêche le dimanche.

POUGUES

Pougues-les-Eaux !
Et à cinq heures de Paris, neuf heures de Lyon, sur la voie ferrée, le train des voyageurs a stoppé.

Pougues, l'Éden thermal où sourd la fontaine de Jouvence et de santé ! Pougues est un village avenant et confortable, bâti dans le sens de la superbe route de Paris à Antibes, avec une petite église romane vieille de 800 ans et qui, seule, a gardé là sa façade ridée et son antique accoutrement. Pougues s'est établi dans la riche et spacieuse vallée de la Loire, aux abords du fleuve, sur la dernière pente du mont Givre, et s'abrite à l'est sous de verdoyantes collines. Autour de lui, — de face ou de profil — auprès ou au loin — coquettement ou franchement, se présentent des paysages variés et pittoresques. Il en est pour tous les goûts ; il en est pour tous les yeux.

De la gare on a vite atteint — en trois minutes — la route le long de laquelle Pougues aligne ses maisons en commençant par celle où logeait, au xviii⁰ siècle, le prince de Conti, *le Bienfaisant*. Là, par un demi-tour à gauche, on embouche l'allée des tilleuls de Hollande plantée en 1767 par le prince et baptisée de son nom. Sur la droite s'étend le parc Chevalier, sorte de parc anglais uniformément gazonné, sillonné d'allées ombragées, divisé par de capricieuses haies d'aubépine et où se découpent, çà et là, de charmantes villas et d'élégants chalets.

Quelques tours de roue, et se développe — à l'écart du village et dans une rade de verdure — l'Établissement thermal.

En avant de la grille, sous vos pieds, deux grandes citernes souterraines à double galerie concentrent et emprisonnent l'eau de source destinée aux douches et aux mélanges des bains.

Une grille centrale, flanquée de deux petits pavillons — reliés eux-mêmes par deux grilles moindres en traits d'union — s'ouvre en face de la vaste cour d'honneur à droite de laquelle bouillonnent les sources, au fond de laquelle s'ébouriffe le parc.

L'aile de gauche est consacrée au traitement; l'aile de droite, au plaisir.

Prenez mon bras, madame, pour l'aile de

droite, ou le bras du docteur pour l'aile de gauche, et nous allons parcourir ensemble, avec ordre et minutieusement, cet édifice élevé aux fervents et commensaux de la nymphe Pougoise.

L'aile de gauche sort tout entière d'une longue accolade de fleurs. Au centre, un escalier de quelques marches nous introduit dans un salon d'attente où l'on assure ses heures et prend ses tickets.

A droite et à gauche s'enfoncent deux corridors.

Le corridor de gauche est consacré aux dames. C'est là que se distancent les cabines de bains avec la traditionnelle baignoire où chantent les deux robinets; là que, discret, se blottit aussi le bain de siège entre de gaies parois de faïence peinte.

Le corridor de droite appartient aux hommes, dans les mêmes dispositions et les mêmes conditions. Ces messieurs ne sauraient désirer ni vouloir mieux que ces dames.

Au fond de l'antichambre règne l'hydrothérapie, dont un mur mitoyen fait, encore ici, part aux femmes à gauche et part aux hommes à droite.

Chez les premières, sur une salle d'attente jouent les portes de cabines où tombent la toilette et le linge et ne se rouvrant plus que sur un simple peignoir. Sortis enfin d'une cabine où le peignoir reste lui-même sur le carreau avant la douche et où les frictions et le massage aident après à la réaction, on entre immédiatement dans le *Sacrosanctum* hydrothérapique.

Il est fort coquet. Ses murailles de faïence à délicat émail vert agrémenté de dessins bleus se teintent d'un crépuscule mystérieux. Deux pommes d'arrosoir — comme de larges tournesols penchés — tamisent à volonté l'eau froide, l'eau chaude et l'eau mélangée. La doucheuse — la célèbre Françoise — est là, debout dans une chaire de professeur d'université, ayant derrière elle le jeu compliqué des jets d'eau avec leurs robinets intelligents et subits. Tout le vocabulaire des douches en lame, en jets, en pluie, en éventail, etc., y passera, selon les caprices du mal et l'ordonnance du docteur.

Pour les hommes, il n'en est pas autrement. Mais baigneuses et baigneurs ont encore — si le traitement l'ordonne — la cabine spéciale des douches en cercle. Là, dans une ample crinoline aux cerceaux persillés de trous menus, le corps reçoit complètement ou par zones les mille piqûres de ces minces aiguilles d'eau glacée.

Et voilà toute la mise en scène de « cette répétition du purgatoire » dont parlait Mme de Sévigné, avec un luxe de description assez plaisante et leste.

Dans un des dessous de cette aile fonctionne, en sa maçonnerie de briques, la machine à vapeur aux membres de fer, aux tuyaux d'ascension et de descente, de départ et d'arrivée, agissant comme des veines et des artères de plomb.

Elle fait double et infatigable besogne : aspirer l'eau minérale des sources et l'eau des citernes, puis la réchauffer dans les cuves par ses envois de vapeur. Cette vapeur revient ensuite condensée dans la chaudière et en repart métamorphosée à nouveau.

Au-dessus de cette aile s'élance un campanile qui, au lieu de cloches, contient trois grands réservoirs. Le premier emmagasine l'eau minérale froide et la rend dans un réservoir intérieur d'où elle gagne paisiblement une cuve de tôle pour s'y convertir en eau chaude. Cette eau peut se chauffer de deux manières : lentement, par un serpentin où circule la vapeur ; rondement, par un barboteur dégageant la vapeur à nu et en pleine eau.

Le second étage de cette aile de l'établissement est occupé par des services accessoires. Au-dessus, le cadran de l'horloge réglemente la vie de la Station.

En sortant de ce temple de la douche et du bain, on aperçoit à gauche, frôlant le parc, dans une échappée d'arbres, bien au large et bien seule dans son vaste jardin ombragé, la villa Roubaud, qu'habite mon ami le docteur Janicot.

Comment ne la saluerais-je pas de la main, en passant ! Notre *Guide* y est né.

Tout près, poursuivant notre visite, nous rencontrons un promenoir-chalet où, pendant les heures de pluie, on cause et va et vient au milieu des enfants s'ébattant à tous les jeux que leur a dédiés l'administration.

Derrière ce promenoir, un vaste bâtiment qui renfermera bientôt une piscine, un appareil complet de gymnastique et une salle d'escrime.

Maintenant, pour gagner l'aile droite de l'établissement, traversons la grande cour sur un large trottoir bleuâtre en dalles de Volvic, destiné à deviser, à réagir, et à conduire à pied sec de l'aile du traitement balnéo-thérapique à la source elle-même, non loin de l'aile élevée au plaisir.

Cette aile-là — le Casino — joue fort bien à la villa italienne grâce à son perron d'accès et au balcon-balustrade de sa terrasse. A droite, sur l'antichambre des artistes, donnent les jours de leurs loges, et la scène se dresse aussitôt avec le fossé de l'orchestre. Je vous assure que le personnel est choisi, et le répertoire, parlé ou chanté, du meilleur goût.

En avant, un salon de jeu. A la suite, l'immense salon des fêtes, superbe dans sa blanche décoration Louis XV, et, de plus, très élégamment meublé. Ces deux salons ne sont séparés de la scène que par des cloisons mobiles. Un coup de baguette, et voici en un tour de main une spacieuse salle de concert, de bal ou de spectacle pour le plus grand plaisir des oreilles, des jambes, de l'esprit et des yeux.

Enfin, au bout, se recueille un salon de lecture hanté par les journaux et par les revues sous les regards tendres ou pensifs de portraits — quelques-uns des nombreux grands personnages qui ont fréquenté et béni les eaux de Pougues : Henri III, Catherine de Médicis, Henri IV, Marie de Gonzague — l'Italienne — dans son costume sévère, Louis XIII, la duchesse de Montespan, richement déshabillée, la duchesse de Longueville, Louis XIV.

Attenant au Casino, un café-restauration au rez-de-chaussée et un cercle indépendant au premier étage, avec balcon d'où l'on surprend les lointains et les dessous du parc. A côté, un tir, succession d'arcades réunies par de clairs plafonds de vignes vierges entrelacées, ombreuses et riantes. C'est à la fois d'une gaieté et d'une fraîcheur heureuses.

Enfin, les deux pavillons accotant la grille d'entrée demandent à vous être, à leur tour, présentés : celui de droite — avec sa boîte aux lettres et son bulletin de la Bourse — le salon de correspondance à tapis vert commode et à bibliothèque attrayante ; celui de gauche — les bureaux de l'administration.

Il ne nous reste plus qu'à tourner le dos à la grille et nous avons : à droite, sous sa tente en bois découpé, une des sources qui vient de révéler son âge vénérable par une série d'antiques médailles trouvées dans ses profondeurs; au fond, le pavillon de la musique quotidienne; et, enfin, au delà, le parc, dans la splendeur de ses grands arbres, le mystère de ses massifs, le velouté de ses gazons, le chatoiement de ses eaux, le fuyant de ses allées, le charme de ses bancs à l'ombre, et l'invite de ses kiosques solitaires.

Penchons-nous sur les deux sources. La source Saint-Léger — du nom d'un ancien évêque d'Autun aveuglé puis occis par un maire du palais, Eboïn. La source Saint-Marcel, évêque de Paris, qui de son étole en laisse menait un farouche dragon né du corps d'une demoiselle dévergondée, et lui ordonna de se jeter à la mer — symbole peut-être des maladies que le bon évêque oblige à se noyer dans sa source alcaline.

Je ne vous démontrerai pas, comme le docteur, les éléments mariés au sein de ces eaux fortunées; mais je vous répéterai qu'à travers leur trajet ténébreux elles dissolvent dans une proportion merveilleuse les trésors précieux de la bonne santé. On ne refait pas les eaux thermales après Dieu. Aussi, quand les hommes se sont essayés à les reconstituer artificiellement et scientifiquement, ils n'ont jamais pu y renfermer cet esprit volatil, ce subtil lutin créé de je ne sais quoi, je ne sais où et je ne sais comment, qui ne se laisse surprendre ni par le microscope, ni par l'analyse. Ces sources, dont se dégage un courant d'acide carbonique, éteignent une lumière, asphyxient un moineau et.... guérissent les malades.

De temps immémorial, les Nivernois et les Bourguignons viennent aux deux patrons des sources en neuvaines de boisson et de prières mêlées. La bénédiction des sources est entrée et restée dans le cérémonial des mariages Pougois.

Derrière un joueur de vielle ou de musette, le couple, après avoir franchi l'écharpe et l'étole, se rend à la fontaine. Là, il boit et dans le même verre, en l'honneur de Monseigneur Saint-Léger, cette eau miraculeuse qui doit, de la jeune épouse, faire bientôt une jeune mère. Puis le cortège enrubanné fait le tour du parc fleuri, traverse le village où chacun, du seuil de sa porte, envoie des saluts et des souhaits. Voilà 400 ans au moins que les nouveaux mariés ingurgitent la bénédiction d'Abraham avec les eaux de Pougues et certes Pougues se perpétue, bien peuplé, bien portant.

※

S'il vous plaît, maintenant, d'entrer dans le parc artistement dessiné et clos de haies vives, nous vaguerons des allées sablées aux vertes pelouses, des avenues de marronniers aux bosquets de haute futaie, des corbeilles de fleurs aux kiosques rustiques. Une pièce d'eau nous offre à fleur de berge sa barque promeneuse; un pont charmant nous invite à passer dans une île Watteau où le susurrement des oiseaux, les murmures du feuillage, le bourdonnement des causeries et les soudains éclats de rire concertent dans de fraternels et joyeux *tutti*. Au bout du parc, une *allée des soupirs* va rejoindre cette grande route de Paris à Antibes ponctuée de sa double rangée d'immenses peupliers admiratifs.

A droite, quelque part dans le parc, au-dessus de la glacière, une terrasse élevée déroule à vos pieds et à vos regards un panorama de prairies, de champs de blé, de vignes, de coteaux. C'est dans ces coteaux boisés que croît le Daphné lauréole, aux feuilles luisantes et persistantes, aux fleurs jaune verdâtre, plus tard petits bouquets de baies noires; c'est là que se rencontre l'anémone pulsatile (*Herbe au vent* ou *Fleur de Pâques*) qui épanouit dans les fourrés, quand souffle le vent, sa grande fleur d'un violet pâle et légèrement penchée, — deux plantes assez rares que les belles dames nivernaises achètent avec empressement aux paysannes de Pougues.

Ce coin du monde baigne dans la verdure, imprégné de la senteur des forêts, embaumé des parfums des prairies et des aromes des jardins, rafraîchi par l'invisible éventail des brises de la Loire. Aussi, jamais épidémie n'a visité Pougues.

Voilà ce que vous offre cette station, à 193 mètres au-dessus du niveau de la mer, des préoccupations commerciales et des inquiétudes politiques. Le climat y est doux et tempéré; c'est à peine si un petit vent du S.-O., le *Galerne* berrichon, rafraîchit d'une averse de passage et les gazons et les feuillages. Ce sont là les vapeurs de ce ciel tout féminin, et, dans ce ciel comme en amour, cette bouderie dure fort peu. La vie est, de plus, ici, calme, facile, amicale et gaie sans y être fatiguée par le tumulte des Stations grandes coquettes et mondaines tapageuses. A Pougues, on se sent et l'on s'écoute guérir —la première quiétude et la chère volupté des malades.

Le Passé de Pougues

Les Romains, très passionnés d'eaux minérales, parce qu'ils avaient à combattre leurs rudes fatigues militaires et les lassitudes plus chères de l'intempérance, ont promené partout, à toutes les sources du monde antique, les cicatrices de leur corps et les révoltes de leur tempérament. La nymphe nivernaise, alors bonne gauloise, leur ouvrit ses vasques et leur tendit ses coupes.

Pendant le Moyen âge, la nymphe, sans doute, avec la morne sévérité des mœurs et l'âpreté de la foi, se fit Sachette au fond de son puits, car l'histoire s'en tait. Mais, après quelques siècles de muette pénitence, elle bouillonne soudain au-dessus de ses pieuses ténèbres et, au XVIe siècle, elle reparaît à la lumière, plus délurée et désirable que jamais, avec la Renaissance et les Valois.

Dès lors, rois, grands seigneurs et grandes dames s'empressent autour d'elle, et recommencent à la traiter en belle et bonne fille.

Comme premier introducteur des hauts et puissants seigneurs et des gracieuses et nobles princesses, nous rencontrons Jean Pidoux, d'abord médecin du duc de Nevers, Louis de Gonzague, puis premier médecin des rois Henri II, Henri III et Henri IV. Il conseilla Pougues, dont il connaissait à fond les vertus bienfaisantes, à ses illustres clients. Ce fut lui qui administra, en France, la première douche hydrothérapique, comme on peut le lire dans son in-4°, 1597, imprimé à Poitiers, où il trépassa doyen de la Faculté.

Les rois de France et de Navarre vinrent donc à Pougues — en carrosses.

Henri II, *ce prince de belle prestance et de très noble accueil* — qui appelait *envoûtement* ce que J. Pidoux appelait coliques néphrétiques — en repartit guéri et surguéri. Sa femme, Catherine de Médicis, par reconnaissance, fonda et édifia à Pougues un couvent de capucins où les malades étrangers devaient être gratis « logés, nourris et soignés parfaitement. »

Henri III, héritier du royaume de France et des coliques paternelles, honora d'un brin de cour, sur l'ordonnance de son médecin Miron, la nymphe Pougoise, qui ne se montra ni capricieuse ni cruelle.

Henri IV — tourmenté à son tour de ces accidents royaux compliqués d'une verte goutte attrapée à la compagnie des dames et des soudards

—écrivit de Pougues au Connétable : « Mon compère, j'ai achevé de prendre les eaux de Pougues, de quoi je me trouve merveilleusement bien. » Si bien, en effet, qu'il s'y rendit une seconde et troisième fois, tout simplement raffermir sa guérison.

Louis XIII y conduisit et y oublia une maladie de foie.

Louis XIV risqua Sa Majesté Soleil jusqu'à Pougues en compagnie de cette belle et froide Mlle de Fontanges, *l'Auvergnate,* dont le roi disait : « Voici un loup qui ne me mangera point. » Le roi, en attendant, logea ce loup mignon dans un appartement tapissé de ses victoires au petit point, avec une fiche de cent mille écus par mois. Le loup n'eut pas le temps de dévorer le mouton. Mlle de Fontanges mourut à 20 ans, en l'abbaye de Port-Royal, « blessée au service du roi », comme l'écrivait cette maligne Mme de Sévigné. Le Grand Roi enfin rendait un édit qui ordonnait le transport dans sa capitale de ces superlatives eaux de Pougues.

Avec les rois, à Pougues, affluèrent les grands seigneurs. Le cardinal de Retz, cet archevêque de Corinthe *in partibus* et frondeur aussi redoutable de l'estoc de son épée que du bec de sa plume;

Le fastueux duc de la Vallière, grand fauconnier de la couronne, ardent collectionneur de livres et de cœurs ;

Le duc de Mayenne, Monsieur, frère du roi Louis XIII, attiré par les fontaines de Pougues et des charmes de Marie de Gonzague ; — les eaux minérales ne furent jamais antipathiques aux sympathies.

Le prince de Conti qui, plus tard, enfermé au fort Saint-Jean de Marseille, absous enfin par le tribunal révolutionnaire, termina ses jours en Espagne et laissa, de la duchesse Mazarin, trois enfants naturels, dont une fille. Cette fille — étonnante aventurière — mourait en 1825, exploitant un bureau de tabac à l'enseigne *Bourbon-Conti* et chevalière de la Légion d'honneur, distinction qu'elle avait gagnée dans un régiment de dragons.

Je ne résiste pas à l'envie de glisser ici trois dates *inédites* de l'histoire de Pougues.

Le 25 juillet 1766, on baptisait un enfant de l'hôtelier Marault. « Comme parrain, Mgr Louis-François de Bourbon-Conti, prince du sang, et comme marraine, très haute, très puissante et très excellente dame Fortunée-Marie-d'Este, princesse de Modène, etc. » Or, chez maître Marault, logeait le prince de Conti. Le prince, en retour, logeait Mme Gabrielle Marault dans son cœur et son portrait dans son appartement. Ce pastel, défraîchi comme un ancien papillon,

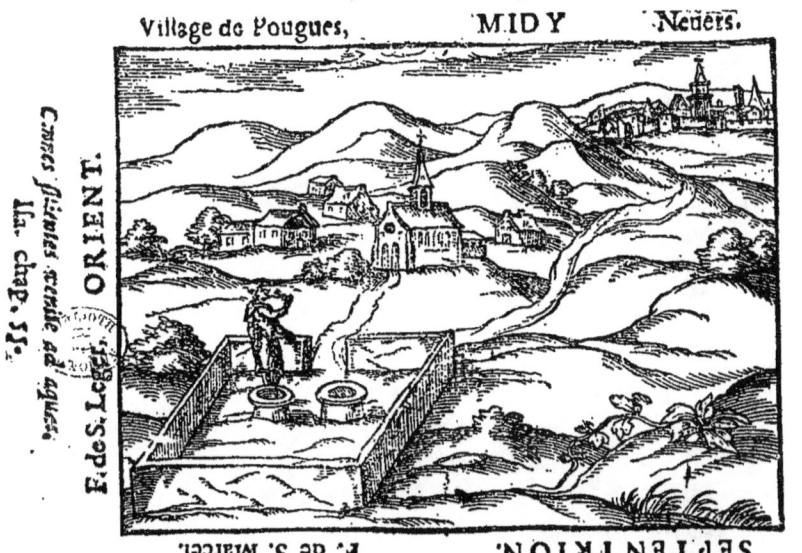

Les Sources de Pougues au XVIe siècle (Fac-similé d'une gravure du temps)

subsiste encore, épave d'un volage, brillant et fragile passé. Mme Marault avait, du reste, un minois attrayant et d'interminables yeux. Elle se coiffait — à la mode — d'un mignon bonnet plat de dentelle passementé d'un étroit velours noir et voilait ses charmes d'un fichu croisé de mousseline. Le prince fut naturellement le parrain de la petite Fortunée Marault !

C'était la seconde fois que le prince venait à Pougues, où il revint si souvent depuis. En même temps s'y trouvaient le duc de la Vallière, cordon bleu, le duc de Laval-Montmorency, un seigneur espagnol, le duc de Villanova, Mgr l'abbé de Saint-Simon, vicaire général du diocèse de Narbonne.

La noblesse du Nivernais s'y bousculait pour faire sa cour au prince. Les logements manquèrent ; les maisons particulières offrirent de bonne grâce leur hospitalité, et le presbytère lui-même ouvrit sa porte tranquille à cette bruyante cohue de pharisiens.

Le 19 juillet 1773, fonte de trois cloches en présence de nombreux gens de marque parmi lesquels le procès-verbal mentionne M. le duc de la Vallière, pair de France ; M. le duc de Caylus, grand d'Espagne de 1re classe ; le comte d'Espinchal ; M. Séguier, ancien avocat général au parlement de Paris.

Le 4 juin 1766, encore un baptême — car on naissait très bien et à foison aux eaux de Pougues.

Le parrain et la marraine sont, cette fois, le duc de Chaulnes, gouverneur de la Picardie, et la duchesse de Picquigny.

Revenons à l'énumération des princes. — Bah ! j'en passe — et des meilleurs.

Parmi les grandes dames, vous citerai-je Mme de Longueville, l'amie des princesses de Nevers — la nonchalante et langoureuse héroïne de la Fronde, née au donjon de Vincennes avec des yeux du bleu le plus tendre ?

La sensible et frivole marquise de Montespan, pendant que son mari traitait ses dettes avec les 200,000 écus dont Louis XIV avait accompagné un ordre d'exil en Guyenne ?

Marie de Gonzague, qui se hâtait à Pougues, tous les ans, pour rendre aux sources leurs politesses et à Monsieur ses attentions ?

Les princesses Mesdames Adélaïde et Victoire de France, filles de Louis XV, et d'autres, et d'autres encore ?

La litanie en serait trop longue et il me faudrait tirer aux dents le parchemin, comme le diable de la légende avec le rôle des péchés d'une vieille sempiterneuse.

Si je descends jusqu'aux hommes de lettres... je ne parlerai que du poète et menuisier Adam Billaut, *le Virgile au rabot*, et de l'éloquent misanthrope J.-J. Rousseau.

J'ignore comment et pourquoi le roi Louis XIII octroya le *Privilège des Fontaines de Pougues* à

Maître Adam Billaut de Nevers. En compensation, sans doute, des indigences de la fontaine d'Hippocrène où le poète puisait pas mal de rimes sonores, mais assez peu d'écus sonnants.

J.-J. Rousseau se hasarda incognito à Pougues. Contrairement aux prescriptions de la Faculté, il y élabora beaucoup de bile — et deux fois surtout. La première, pour avoir trouvé fermée, après l'heure réglementaire, la grille de la fontaine ; la seconde, pour avoir reçu dans les jambes le bâton égaré de jeunes galopins en querelle. Un homme de lettres a — par procuration — versifié sa mauvaise humeur, car « Jean-Jacques n'entendait rien à cette mécanique », suivant son expression.

Le philosophe se glissa à Pougues en 1776 au plus fort de sa misanthropie, engagé par le prince de Conti. Il se terrait au fond du jardin de l'hôtel, au rez-de-chaussée d'un pavillon triste et mesquin qui, aujourd'hui, fait partie de la propriété de M. Usquin, un de ces robustes vieillards — débris du précédent siècle — comme Pougues en compte plusieurs. Ce réduit, toujours debout mais délabré, était fort bas de plafond et blanchi au lait de chaux, percé d'une fenêtre avare et d'une porte étroite par laquelle Sa Misanthropie Rousseau allait manger chez Sa Bienfaisance Conti. Son domestique occupait la mansarde au-dessus. Lui, couchait, non dans un lit, mais dans un hamac dont les quatre crampons ont été emportés par quatre féroces collectionneurs anglais.

Rousseau arriva en loup, repartit en loup, boudant plus que jamais l'humanité et miné par cette humeur noire dont il mourut deux ans plus tard.

Après la Révolution, les buveurs reprirent le chemin délaissé des Fontaines de Pougues. On avait besoin de se refaire une santé aux bonnes Eaux minérales et une quiétude en belle nature.

Avec le xix° siècle, Pougues a revu les gentilshommes, les femmes gracieuses, les hommes d'État, les hommes de guerre et les hommes de lettres, les artistes célèbres et les paisibles bourgeois, les Européens d'outre-monts et les étrangers d'outre-mers.

La nymphe pougoise, en si nombreuse, spirituelle et brillante compagnie, a refait à la mode une toilette moderne, gardant quelques souvenirs à son passé, mais tous ses sourires au présent.

La Journée des Buveurs

C'EST avec cette devise : *Traitement sérieux, Bien-être matériel et Contentement moral* que nous partons en guerre contre la maladie — l'HYDRE. Car nous combattons une hydre, — à sept têtes pour vous, mesdames, tout au moins. Qui s'en douterait si le docteur Aug. Courrade, médecin de la princesse Marie, duchesse de Nevers, ne nous l'eût appris en 1634 dans son livre intitulé : *De l'Hydre féminine, combattue par la nymphe Pougoise.*

Donc, voici le règlement quotidien suivi à Pougues en 1581 pour l'abattre, et celui qui, en 1881, l'y combat victorieusement.

En 1581

Les eaues d'icelle fontaine de Pougues en Nyvernois sont superlativement médicamenteuses et transmutent le corps par intestines propriétés protéiques. Ains

En 1881

CINQ HEURES du matin. — Le *Casino* du Créateur de l'univers et de Pougues est disposé. Son lustre — le soleil — ruisselle de rayons d'or ; son rideau — la brume matinale — se lève ; — les

faut les boyre avecque dévotion singulière après quelques utiles avant-proupos de méthode préparative : Ce est purgation évacuatrice des humeurs malévoles par avant et en suite, usaige coustumier de clystères.

Soleil levé, — le beuveur se nettoyera par tous les émonctoires — puis se en ira, au ject de la nymphe, boyre, non à tas, ains — poy plus, poy moins — dix onces d'eaue dans un goubelet. Par après, au plat des dents machelières mouldra brin de canélat, graines de fenouil ou d'anis confit, tant pour réitérer aultres goubelets plus à l'aise et eschauffer la bouche que pour consumer les vents.

Alors, se proumenerat-il par déambulatoires proumenoirs ou sentes — brièvement et doctoralement, — beuvant à nouveau une lampée d'eau et, ainsi, quantes et quantes fois.

Le beuveur se doit engarder de resveries fascheu-oiseaux — son orchestre — exécutent l'ouverture. C'est fort bien. Les buveurs les plus intrépides apparaissent à leur fenêtre comme au rebord d'une loge. Quant aux buveuses, elles s'attardent à leur coquet négligé du petit lever. Première toilette.

Enfin, les unes et les autres — lestement ou tranquillement — s'en vont ingurgiter le verre d'eau préliminaire. L'eau, qui monte des entrailles de la terre, doit redescendre dans les entrailles des buveurs. C'est pourquoi il faut la promener, la secouer, la violenter ; — et d'ici, de là, ce ne sont alors que mille propos interrompus de mignonnes bottines accélérées ou de lourdes bottes nonchalantes. Tous les malades d'une station la constituent en patrie temporaire et d'occasion. Il s'établit donc vite entre eux un échange de familiarité et de bienveillance. Les conversations s'engagent rondement. On se porte des intérêts réciproques, chauds et subits — et, pendant que les paroles s'écoulent d'un côté, l'eau

ses, des disputes théologiques ou aultres qui grièvement virevoltent la bile et esmeuvent, par ébranlements morbifiques, les esperits animaux.

Quatre heures mettent les eaues à cheminer ès tours, détours et retours du serpentin viscéral et à être expulsées. L'œuvre de mâchoires n'appéteras qu'entre la 10º et la 11º heure seulement. Sera advertissement précieulx aux malades de se bien roidir à l'encontre des appétits vehéments sollicités par les esguillons apéritifs des dictes eaues. Ne faut pas mangier à son contentement ni boyre d'aultant, ains se humecter de traicts laconiques de vin blanc. Les viandes délectables sont — au dessus de toutes — celles de bon suc et complaisantes au digérer comme chair bouillie. Pain trempé de bouillon, œufs de matines, sont recommandables et de grand proufict avec pain se précipite de l'autre.

Maints baigneurs et douchés déjà barbotent dans la tiède baignoire ou se trémoussent sous les jets glacés.

Parmi les hommes, les friands de politique brûlante se hâtent au salon de lecture du *Casino* mordre aux journaux du matin. De ces journaux, il en est tout sucre, il en est tout poivre. Mais les nuances ennemies se pardonnent généreusement autour de St-Léger, qui ne fut jamais — je crois — d'aucun parti et n'a pour drapeau qu'une bannière.

Neuf heures trois quarts. — Sonne une première volée de cloche. C'est le *Branle-bouche* du réfectoire qui tinte, disaient les anciens mariniers du Bec-d'Allier. Tous les hôtels sont en tournebroches et en lèchefrites. Les buveurs clignaient déjà mélancoliquement vers leur chronomètre dont le boitier jouait — ironiquement — à l'ustensile de cuisine. L'eau creuse tant ! et elle a creusé.

Dix heures. Silence général et solennel dehors ; mais, dedans, déchaîne-

blanc, levé et moult cuit.

Yssis de table, — Hygiène veut que tu t'esbattes et t'esbaudisses quiétement. Honni soit de aulcunement consumer le temps à exercices athlétiques et jeux oultrés — tels que au jeu de paume, au chêne fourchu, à la tirelitantaine, à monte monte l'eschelette. Conviendra se resjouir en gentillesses raillardes, deviser en odorant de la rue ou du castoréum pour se hausser le goust dans le dévallement de l'estomac.

Si l'exercice copieux et encores le médiocre sont défendus, le petit tendant à médiocre est permis et nécessaire pour recuillir la chaleur naturelle, — telle la déambulation doulce par vaulx et monts et sous auspices de température désirable. Ni frimards, ni ondées, ni horrificque ardeur africaine. Emburelucoquez votre chief contre les rais de Phébus estival. Ceci entendu — perégrinez en carrosse, chevaulchez haquement de retentissantes fourchettes.

ONZE HEURES. — Seconde toilette des dames. Il s'agit de partir en excursion. Cette toilette-là s'efforce d'être élégante sans falbalas ni prétention. Le bon goût — après le mari — en fait les frais. Les voiturées s'organisent ; les chevaux piaffent; les ânes rêvassent. Quelques messieurs, cependant, se réfugient au cercle ou au café. Le carton, l'ivoire plat grêlé de noir et l'ivoire rond fardé de rouge, *le bois,* possèdent aussi leurs charmes. La toupie hollandaise, le jeu de crocket, etc. ont des apôtres ou des martyrs. Les âges, les sexes et les préférences choisissent parmi les divertissements. L'essentiel est, et la vérité est, en effet, que tout le monde s'amuse.

TROIS HEURES A TROIS HEURES ET DEMIE. — Le traitement recommence ou se continue. Quelques verres d'eau, mais nombre surtout de douches et de bains. C'est une averse externe et sourde de liquide. Et puis, on va voir son docteur. C'est le meilleur monée ou processionez en lictière dodelinante.

L'après-desjeuné — ne boyrez qu'à bon escient et avec assentiment du médicin pour ce que la viande est encore à l'estomac ou le chyle imparfait, la cuisson duquel serait contrariée par la quantité d'eau froide qui le charrera tout cru au foie et aux reins.

Le long du jour — défense de se enbeaulict gésir et dormir pour motifs théoricques et praticques dont le menu élaboburerait en l'officine de votre cerveau la dicte vertu soporative. En vue de subjecter les sollicitations du dieu Morphée, proumènerez de rechief en lieu coubvert afin de éviter la transsudation qui détourne l'eau de ses conduits naturels. Disputez, sans bander votre intellect ou eschauffer vos membres. Femmes surtout obtempéreront à icelle prescription de aucunement besoigner de l'aiguille qui tient corps acroupetonné et teste basse. Non plus ment pour lui conter ses petites misères, le tenir au courant de la cure.

TROIS HEURES A QUATRE HEURES ET DEMIE. — La musique, au seuil du parc, tire son feu d'artifice de doubles et triples croches. Il est trois manières de l'entendre. Sur un banc de rencontre où vous reposez un instant la promenade de votre eau ; sur une chaise, placée à votre gré, du fond de laquelle vous écoutez sans parler ou parlez sans écouter ; enfin, en réactionnant imperturbablement et infatigablement. Les morceaux de musique, variés dans leur clef et leur mouvement, sont d'ordinaire sautillants et gais. Rien n'aide à la précipitation de l'eau comme le branle joyeux des esprits animaux du haut en bas dans l'organisme.

Quelques hommes — aux oreilles plus fermées — ou que poursuit, hélas ! le souci des affaires laissées, se glissent dans le salon de correspondance pour expédier le courrier urgent. Les dames, elles, écrivent à leurs amies combien Pougues est animé, sa société charque hommes de lire, estudier ou escrire. Si voyez en ceci sévérité du trop horrible, ramentez-vous que suivant un apophtegme d'un livre excellent traitant des Fontaines de Pougues : « Ne faut faire ici aultre besoigne que travailler pour sa santé »

☩

Le repas de vespres se doit prendre entre la 6º et la 7º heure et se arrouser plus délibérément de vin rouge. Préférer en harnois de cuisine les viandes rousties dont la coction ès alambic de l'estomac est davantaige aisée et prompte. Ce est couardise louable que fuir, comme ennemies fallaces et pernicieuses, les saulces, salaisons, espiceries, fricassées, pastisseries et aultres esguillons de gueule. Les viandes de mauvais suc et d'un espais nourrissement et visqueux qui pourraient boucher les conduits et sont de dure digestion, s'en faut abstenir — comme bœuf, pourceau, pieds, ventre et mante et ses eaux salutaires.

CINQ HEURES ET DEMIE. — Voici le *Brame-pain* qui clame, disaient encore les vieux mariniers du Bec-d'Allier. En réalité, toutes les cloches des hôtels se décrochent à annoncer le dîner.

CINQ HEURES QUARANTE OU QUARANTE-CINQ. — Dîner. L'entrain s'émoustille aux agaceries des saveurs, au pétillement des eaux minérales, aux engagements et ripostes de langue. Chacun s'ingénie et trouve à conter : les surprises de l'excursion, le cours de l'esprit pougois, les mésaventures d'une douche ou les entêtements d'un âne qui :

[onde bleue,
Télu des quatre pieds au bord d'une
N'a traversé le gué que tiré par la queue.

Par-dessus tout, la *Faculté* est sur la... table. On la détaille, on l'analyse, on la passe au sas. Elle le sait et en sourit. — Mon docteur m'a dit ceci. — Le mien m'a dit cela. — Ah! vraiment! — Et patati, et patata! Autant en emporte... l'eau!

teste de bestes, fourmages, salades, fèves, fruits crus — sinon quelques amandes, raisins de Damas ou aultres secs et quelque poire cuicte pour issue.

✝

L'après-dînée, les fameux médecins et doctes commandent donner congié aux mélancholieuses imaginations, aux desplaisirs tyranniques et aultres trouble-festes, sens et appétit. Ains, se tirer hors et loing de saulvaigerie ; despenser la sérée en heures galantes, plaisantes, folastres, emmi belle compaignie de gentes dames et de jouvençaux hors de paige ; se attifer, adorner, ajuster, adoniser — à renfort de mirail — d'aiguilettes, de plumards et de bagues, se penader au gai pourchas de louanges et de conquestes ; enfin se entretenir en espoir de guarison asseurée, — toutes choses salutaires pour aider aux effects du breuvage Pougois.

SEPT HEURES. — Troisième toilette. Tralala de soirée pour le Casino. C'est par elle que la buveuse rentre dans le monde. Le long du jour, elle se répète qu'elle est aux eaux, et se comporte comme à la campagne. Les femmes — nuit tombée — se mettent sur le pied de guerre de la coquetterie.

Les hommes, en attendant la fin de ces irrésistibles armements, vont boire leur tasse de café et fumer un cigare... et même deux. Enfin, madame est prête.

HUIT HEURES du soir. — C'est le tour du Casino de l'Administration. La salle se déploie étincelante de lumières, murmurante de mélodies, ébouriffante de toilettes. C'est un concert ? Les yeux, les lèvres et les cœurs s'ouvrent comme des fleurs avec de tendres regards, de gracieux sourires et des palpitations émues.

C'est un bal ? — Voilà que tout un parterre de belles-de-nuit aux mille couleurs se bercent, pirouettent, voltigent — penchées au long de roides cavaliers galants — dans les caprices d'une brise musicale.

3.

Par ainsi, épuiserons au sablier l'heure de neuf heures, — heure saige au monter du lict. Le couchier tôt est sain. L'entendement entre en bonace, la matière cervicale en insensibilité ; les passions de l'âme s'accoisent, et le corps, rendu tout entier à la refection interne des esperits animaux, se reconstitue en forces vitales et plantureuse santé.

✝

Et maintenant — beuveurs très-chiers — que par conseils, soings et médicaments, avons seurement refaict en vous un trésor à l'advenir de complection merveilleuse ; escoutez ce pieux et ultime adviz de Jean Pidoux nostre maître devancier : « Rendez grâces à Dieu qui a créé les Eaues, leur a donné vertu et vous a envoié la santé ! »

Doncque, Dieu créateur et servateur soit loué !

C'est un spectacle ? — Les rires éclatent bruyamment aû dialogue spirituel d'une comédie ou les larmes roulent muettes à la mélodie passionnée d'un opéra. Je sais que les artistes seront excellents — le répertoire, riche, — magistral fréquemment. Mais je prétends en faire un mystère à vos surprises.

DIX HEURES A DIX HEURES ET DEMIE. — Adieu, lustres, lumières sont éteintes ! Et chacun s'en va coucher — les malades s'entend — comme dans la chanson de Malborough.

Le docteur recommande que l'on se mette au lit de bonne heure. Il l'exige quelquefois. Le sommeil est son premier aide-major.

D'ailleurs, baigneurs et baigneuses, vous rêverez ainsi — plus tôt et plus longtemps — que vous êtes guéris et avez vaincu l'Hydre aux sept têtes du savantissime et mythologique docteur Courrade.

Donc, vingt ou vingt-cinq jours de ce programme facile et joyeux — et puis, que Dieu soit loué, comme en 1581 !

L'Hygiène du Buveur à Pougues

CHAQUE malade fait sa maladie à sa manière. Cela est si vrai qu'on a pu dire avec infiniment de raison : En médecine, il n'y a pas de maladies ; il y a seulement des malades.

D'où il résulte que le traitement hydro-minéral, — comme toutes les autres médications, du reste, — variera forcément, non pas seulement d'une maladie à une autre, mais encore, dans la même maladie, d'un malade à un autre. Ainsi encore de l'hygiène, dont le rôle est si grand, et en dehors de laquelle on pourrait dire qu'il n'y a point de salut. Celle qui conviendra au dyspeptique A conviendra moins au dyspeptique B et peut ne pas convenir du tout au dyspeptique C. C'est pourquoi je ne saurais avoir d'autre prétention dans ce chapitre que d'indiquer sommairement, à très grandes lignes, l'hygiène du buveur *en général*. Elle peut tenir dans quelques conseils aussi simples qu'importants.

A Pougues, la saison officielle commence le quinze mai et finit le premier octobre. Chez nous, comme dans les stations similaires, la grande poussée de malades se produit du 15 juin aux premiers jours de septembre. Mais les baigneurs qui craignent l'encombrement peuvent, avec grand avantage, utiliser la première quinzaine de juin et presque tout le mois de septembre, qui, dans ces belles contrées du Nivernais, est remarquablement beau et doux, et qui offre toutes les conditions désirables pour une bonne cure. La température n'est, en effet, ni trop élevée ni trop basse, ni trop sèche ni trop humide. Je sais des malades — et non les moins malades — qui choisissent à dessein, pour se mieux soigner, les vingt premiers jours de septembre et s'en trouvent on ne peut mieux.

Chacun sait que les eaux minérales visent essentiellement les maladies chroniques ou de longue durée, — les plus tenaces, les plus désespérantes, celles contre lesquelles les médicaments pharmaceutiques ont le plus souvent échoué.

Dans ces affections chroniques, il y a souvent des recrudescences aiguës, des périodes de crise, pour employer l'expression consacrée. En règle générale, il est bon de laisser s'effacer ou, tout au moins, s'atténuer ces recrudescences aiguës avant de venir aux eaux. On se placera ainsi dans de bien meilleures conditions de traitement.

Supposons maintenant un malade arrivé à Pougues pour y faire une saison.

Une saison! c'est le terme sacramentel.

La durée moyenne d'une saison est à Pougues, comme dans les autres stations thermales, de vingt et un jours pleins, défalcation faite du jour d'arrivée et du jour de départ. Mais les buveurs doivent savoir que ce terme de vingt et un jours, — dont les origines sont incertaines et fort discutables, — n'a rien d'absolu. C'est un à peu près, et rien de plus. Il est un peu plus que suffisant dans certains cas, il est insuffisant maintes fois. Cela dépend et des maladies, et des malades, et des doses d'eau employées et supportées, et de la température extérieure — qui influe sur la digestion de l'eau — et de la continuité ou de la discontinuité dans le traitement, et de la rapidité plus ou moins grande avec laquelle survient la saturation de l'économie par l'eau minérale, et des résultats plus ou moins immédiats que donne la cure, etc., etc.

Ceci dit pour que les malades ne soient pas surpris si nous leur rendons leur liberté après dix-sept ou dix-huit jours, dans certains cas, ou si nous leur demandons vingt-quatre ou vingt-cinq jours dans d'autres cas.

D'une manière générale, le traitement, à Pougues, comprend: 1° l'emploi de l'eau minérale à l'intérieur, en boisson; 2° l'emploi de l'eau minérale à l'extérieur. En un mot, il y a un traitement interne et un traitement externe. Dans certaines circonstances, la boisson de l'eau suffit.

Dans d'autres, — et c'est le plus grand nombre, — il est nécessaire ou utile d'y ajouter les bains ou les douches; les deux traitements se complétant ou s'appelant l'un l'autre.

La boisson de l'eau a lieu, pour la plus grosse part, le matin à jeun, de six heures à neuf heures et demie, et pour une moindre part dans l'après-dîner, entre trois et cinq heures. J'estime qu'il y a avantage, dans la grande majorité des cas, à faire presque tout le traitement interne le matin, à jeun, l'absorption de l'eau étant alors singulièrement plus active et son action beaucoup plus efficace. Les anciens médecins de Pougues, — qui, certes, ont su observer et bien voir, et auxquels, au point de vue clinique, nous aurions assez peu de choses à apprendre — les anciens médecins, dis-je, étaient plus catégoriques sur cette question et repoussaient formellement la boisson de l'eau l'après-dîner.

Cette partie de la journée me paraît donc devoir gagner à être affectée un peu à la boisson, beaucoup plus au traitement externe.

Les doses d'eau varient énormément, depuis un verre, — parfois même moins, dans des cas exceptionnels, — jusqu'à sept, huit, dix verres. Tout dépend des cas particuliers. La quantité de chaque dose, comme aussi les intervalles à mettre entre deux doses consécutives, n'ont rien de fixe et ne sauraient être déterminés que par le médecin traitant, d'après le cas et le malade traités.

Au surplus, doses et intervalles changent pendant la durée de la cure suivant la tolérance de l'économie et les effets produits.

Même observation pour ce qui concerne l'emploi de l'eau soit pure, soit coupée avec un sirop ou du lait, soit abandonnée quelques instants au repos pour la priver d'une partie de son acide carbonique.

Sur cette question de la boisson de l'eau, je ne saurais trop exhorter les malades à suivre aveuglément ce que nous leur disons et à ne faire, sous aucun prétexte, de la *fantasia*. Ils risqueraient de la payer parfois très cher. Les eaux minérales constituent, pour la plupart, des médicaments d'une énergie considérable sous leur bénignité apparente ; et c'est une erreur énorme de s'imaginer que leurs effets sont en raison directe de la quantité prise, qu'ils croissent avec elle, et que l'on peut remplacer le temps par la dose. Là, comme ailleurs, il faut aller *piano* pour aller *sano* et *lontano*.

C'est précisément pour supprimer, — autant du moins que cela dépend de nous, — la fantaisie ou l'*à peu près* dans la boisson de nos eaux, que j'ai demandé à l'administration de Pougues, toujours prête à réaliser les réformes utiles, de remplacer les verres de capacité variable dont on se servait récemment encore, par des verres d'une contenance uniforme et très exactement gradués. Il m'a paru bon de s'en tenir à des verres d'une capacité de 200 grammes, non compris un *buvant* de 30 à 35 grammes au-dessus du trait de graduation supérieur correspondant aux 200 grammes d'eau. Ce *buvant* libre permet de ne pas remplir exactement le verre jusqu'au bord, ce qui est toujours un peu incommode pour le buveur.

Cette obéissance passive à nos prescriptions — obéissance sur laquelle un médecin qui se respecte ne doit jamais transiger, — a sa raison d'être aussi bien pour les douches et les bains que pour la boisson. Pour les douches froides, notamment, la question de durée a une importance énorme, qui se chiffre par quarts de minute et même par fractions de temps plus petites encore.

Pour les bains, l'administration a eu la bonne idée de faire placer sur la porte des cabines, extérieurement, un petit cadran indicateur dont l'aiguille avertit le personnel servant du moment précis où un malade doit être retiré du bain.

Pour les douches, un appareil spécial compte le temps à la doucheuse et au doucheur par fractions de cinq secondes. J'attachais une importance réelle à l'installation de ce petit appareil, estimant que la maxime bien connue de Napoléon Ier : « Ne rien laisser au hasard de ce qu'on peut lui enlever » est aussi bonne en médecine qu'à la guerre.

La table joue dans le traitement hydro-minéral un rôle dont les malades ne se rendent pas toujours suffisamment compte. A ce point de vue, nos stations minérales françaises devraient bien imiter davantage, et plus vite, certaines eaux minérales allemandes où le régime, la nourriture sont réglés avec une sévérité impitoyable. Ces eaux étrangères ne valent pas plus que les nôtres, si tant est qu'elles égalent, au total, nos eaux françaises ; mais le régime y est autrement surveillé et les malades sont forcés de se plier à la discipline du manger et du boire. Dussé-je attrister — par un compliment, en somme — nos excellents hôteliers de Pougues, je n'hésite pas à dire que leur table d'hôte, avec son interminable procession de plats, ses tentations incessantes, sa vitesse de service forcément calculée et réglée sur des moyennes, est notre ennemie, à nous et à nos malades, et qu'elle doit de plus en plus s'effacer devant le dîner à la carte, limité à ce qui convient à chaque estomac, à chaque maladie, servi à des tables particulières et dans le temps nécessaire à chacun.

J'en aurai fini avec l'hygiène du buveur à Pougues lorsque j'aurai rappelé l'importance qu'il y a à se distraire, à *excursionner* modérément, — dans la mesure du temps et des forces dont on dispose, — à chercher l'oubli des préoccupations et des affaires, à se laisser vivre et traiter, à se lever tôt, — à six heures, par exemple, — à se coucher tôt aussi (dix heures un quart ou dix heures et demie). Je parle des malades, bien entendu.

Et puis, pour le traitement, pour ces mille détails qui le composent et en assurent l'efficacité, fiez-vous-en à votre médecin, — car il en faut un.

Que si cette fin de phrase et de chapitre risquait de paraître toute naturelle — ou trop naturelle — sous ma plume, je répéterais simplement ce qu'un des illustres anciens médecins de Pougues, le vieil Anthoine du Fouilhoux, écrivait, en 1595, dans son livre sur nos Sources, à propos de la nécessité pour les malades de se confier à la Faculté : « *Ie desire qu'on ne pense que cecy se die pour faire employer les médecins, qui d'ailleurs sôt assez occupez, mais seulement parce que iay remarqué depuis seize ou dix huict ans en ça, plusieurs mourir audict Pougues par faute de s'estre côduits par l'advis d'iceux.* »

Le Terrain de la Vallée de Pougues

En lisant un jour un vieux livre d'hydrologie, je suis tombé sur les lignes suivantes : « Il n'y « a point d'homme qui ait des yeux assez pé- « nétrans pour voir la route et le chemin de « ces eaux minérales dans les entrailles de la « terre. La nature est une secrète ouvrière ; « plusieurs la caressent et personne n'en jouît ; « elle n'admet pas facilement ses courtisans « dans son conseil ; son cabinet est secret ; elle « est toute mystérieuse, et ne veut se découvrir « aux hommes que superficiellement (1). »

Rien n'est plus propre à faire reconnaître la justesse de cette citation que les études de géologie hydrologique. Presque partout, c'est, — malgré les grands travaux de ce siècle, — incertitude et mystère, et les entrailles de la terre sont encore loin de nous avoir révélé leurs secrets.

Je réserve pour un des prochains fascicules de

---

(1) *Le Secret des bains de Vichy*, par Claude Fouet, 1649.

mon *Traité des Eaux de Pougues* un « Essai sur la géologie de Pougues dans ses rapports avec la minéralisation de nos sources ». Je dois me borner ici, en raison de la nature de ce livre et de l'espace très restreint dont je dispose, à quelques considérations sommaires sur la nature du terrain de Pougues. Ce chapitre, du reste, pourra être sauté sans inconvénient par tous ceux que ces sortes de questions ne sauraient intéresser beaucoup.

La montagne qui forme l'horizon de Pougues dans la direction du nord-est, à 4 kilomètres environ du bourg, présente une dépression, une sorte de col, qui, s'élargissant peu à peu jusqu'à la Loire, donne naissance à la riante et fertile vallée de Pougues.

Le côté nord de la dépression constitue le point le plus élevé de la crête. On l'appelle la montagne des Coques. Ses ondulations diminuent progressivement en se dirigeant vers la Loire, disparaissent même tout à fait un instant dans la vallée, reparaissent à Germigny, où elles forment le monticule de Clamours, et arrivent enfin à la Loire qu'elles dominent. Ces ondulations, allant du nord à l'ouest, depuis la montagne des Coques jusqu'au monticule de Clamours, constituent la limite occidentale de la vallée de Pougues.

Le côté est de la dépression se nomme la montage de Mimont, se dirige vers le sud, où il prend le nom de montagne de Pougues et forme jusqu'à la Loire la limite orientale de la vallée.

Tout porte à croire que notre vallée de Pougues a été creusée par de grands cours d'eau qui, venant des directions de Chaulgnes et de Parigny-les-Vaulx, se déversaient dans la vallée de la Loire. La vallée de Pougues rentrerait donc dans ce que l'on nomme, en géologie, les vallées d'érosion.

Il va de soi qu'elle n'est point telle qu'elle devait être à ces époques reculées, et que l'action du temps, celle des eaux pluviales et de la culture ont adouci ses pentes et modifié peu à peu sa configuration. Ainsi s'expliquent ces terrains variables que l'on rencontre à la surface du sol avant d'arriver aux couches calcaires et argileuses dont la régularité est un des caractères essentiels des terrains appelés jurassiques, terrains sur lesquels reposent Pougues et les localités environnantes.

A Pougues, ce terrain jurassique présente deux assises argileuses et deux assises calcaires. Mais, avant d'arriver à ces couches, il faut traverser des terrains variables qui offrent d'abord une couche de sable et ensuite une couche de terre grasse de 2 à 3 mètres de profondeur.

La couche de sable, qui s'étend de la partie basse du bourg jusqu'à la Loire, a dû être amenée par le fleuve avant que, par suite d'abaissement de niveau et de déplacement dans une autre direction, son lit eût pris la place qu'il occupe aujourd'hui. Ce qui tend à confirmer cette hypothèse, c'est que ce sable est composé des mêmes éléments que roule encore aujourd'hui la Loire, c'est-à-dire de nombreuses roches en très petits fragments arrondis, appartenant aux feldspaths, laves, basaltes, etc. Cette couche de sable, très remarquable au delà du pont du chemin de fer, dans la direction de Germigny, a une épaisseur d'un mètre environ.

La couche de terre grasse qui vient immédiatement au-dessous du lit sableux, a une épaisseur très variable.

Au-dessous d'elle nous trouvons une assise calcaire formée par des pierres bleues assez dures. Elle est traversée par un grand nombre de filets d'eau et se dirige, en couches inclinées, du nord à l'ouest. La composition moyenne de ce calcaire bleu, résultant de diverses analyses faites sur divers échantillons, est la suivante :

Argile.	0, 40
Carbonate de chaux.	0, 53
Soufre.	0, 10
Carbonate de magnésie.	0, 10
Fer.	0, 02
Eau.	0, 03
	1, 00

Sur les coteaux du nord-est — coteaux de Mimont et des Coques — on trouve un banc de calcaire blanc, immédiatement supérieur au calcaire bleu dont nous venons de parler. Ce calcaire blanc devait former autrefois une couche continue, dont différentes parties ont été séparées et emportées par les cours d'eau qui ont creusé les vallées. Sa composition moyenne est la suivante :

Argile et sable.	0, 36
Alumine	0, 05
Carbonate de chaux.	0, 58
Eau.	0, 01
	1, 00

Cette composition du calcaire blanc et du calcaire bleu me paraît pouvoir donner la clef de la minéralisation des eaux de Pougues. Mais, outre que je désire examiner plus attentivement les terrains de notre vallée et des coteaux du nord-est, et soumettre les idées que je crois exactes ou vraisemblables à l'appréciation de géologues autorisés, une pareille discussion serait absolument déplacée dans un livre comme celui-ci. Aussi bien, je m'en dispense.

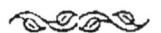

Caractères physiques et chimiques des Eaux de Pougues

L'HISTOIRE physique et chimique des Eaux de Pougues a été faite bien souvent; et comme, depuis assez longtemps, cette histoire n'a été modifiée par aucun fait nouveau, il me suffira de la résumer ici et d'en montrer les côtés saillants, ceux surtout qui intéressent plus spécialement la clinique médicale.

L'eau minérale de Pougues est froide. Elle marque, en toutes saisons, 12° centigrades au-dessus de zéro.

Sa pesanteur spécifique est de 1003,12.

Elle est claire et limpide et laisse dégager, sous forme de grosses bulles, le gaz acide carbonique.

Abandonnée à l'air libre elle dépose après un certain temps, sur les parois du vase, des flocons ocracés et il s'en sépare une matière blanchâtre qui, après avoir formé une couche irisée à la surface de l'eau, se précipite et donne naissance à des cristaux d'un blanc jaunâtre. Il est facile de reconnaître que ces cristaux sont un composé de carbonate de chaux et de peroxyde de fer.

L'eau de Pougues a un goût aigrelet, piquant, qui la rend très agréable au palais et d'une digestion encore plus facile. Cependant, malgré cette acidité, elle produit une sensation styptique, astringente, dont on se rend plus facilement compte si, pendant quelque temps, on laisse dégager le gaz, et si, ensuite, on boit l'eau lentement, par petites gorgées.

Au toucher, l'eau de Pougues est rude. On s'en aperçoit aisément en prenant un bain.

Tous ces caractères physiques de l'eau minérale de Pougues s'expliquent par sa composition chimique.

Elle contient, en effet, une proportion considérable de gaz acide carbonique, soit à l'état de liberté, soit à l'état de combinaison avec les carbonates de chaux, de magnésie et de soude. C'est ce gaz acide carbonique, qui, à la surface de la source, se dégage constamment sous forme de grosses bulles, en produisant un bouillonnement considérable dont les buveurs ne manquent guère d'être surpris et de nous demander l'explication. C'est lui qui donne à l'eau sa saveur aigrelette et piquante.

Sa présence en grande quantité dans l'eau de Pougues assure et maintient la dissolution parfaite des éléments minéralisateurs et contribue ainsi à la limpidité de l'eau. Si on le laisse s'évaporer, les substances minérales, devenues libres, se séparent et se précipitent sous forme de cristaux blanc jaunâtre, comme je l'ai dit plus haut.

Ces cristaux sont composés, en proportions différentes, de carbonate de chaux, de carbonate de magnésie et de carbonate de soude, imprégnés de peroxyde de fer qui leur donne leur couleur jaunâtre.

C'est sans contredit le carbonate de chaux qui prédomine dans la composition de ces cristaux dans lesquels les deux autres carbonates (de magnésie et de soude) ne jouent qu'un rôle secondaire, accessoire. Aussi peut-on dire que la caractéristique des eaux de Pougues se trouve dans le carbonate de chaux, l'acide carbonique et le peroxyde de fer.

On verra plus loin que c'est bien à cette caractéristique chimique que répond l'action thérapeutique de nos eaux.

Nous devons cependant ajouter ici, qu'un chimiste éminent, M. Mialhe, a signalé dans l'eau de Pougues la présence d'une certaine quantité d'un des médicaments les plus précieux de la thérapeutique : l'iode.

Ce *Guide* comporterait difficilement l'énumération et la discussion des réactions chimiques sur lesquelles M. Mialhe a étayé son opinion. Mais on peut accepter sans controverse l'affirmation d'un homme aussi considérable en chimie, et admettre l'iode dans la composition des eaux de Pougues. Toutefois, au point de vue clinique, il est permis de se demander si cet agent joue un rôle bien considérable dans le traitement de la scrofule et dans la fonte de certaines tumeurs, et s'il ne convient pas plutôt de rapporter à d'autres circonstances l'action curative des eaux de Pougues dans ces maladies.

Quoi qu'il en soit, chimiquement parlant, l'eau minérale de Pougues est acidule gazeuse, bicarbonatée calcique (c'est-à-dire, alcaline à base de chaux), ferrugineuse et iodée.

Le tableau suivant, dressé d'après les dernières analyses faites à l'École des Mines, donne les proportions des divers éléments qui entrent dans sa composition.

DÉSIGNATION DES SOURCES	SOURCE St-LÉGER	SOURCE BERT
DATES DES ANALYSES :	5 janvier 1874	25 février 1872
Résidu fixe par litre.....................	gr. 2.3400	gr. 1.4000
ON A DOSÉ PAR LITRE D'EAU :		
Acide carbonique libre....................	1.3190	1.7490
Acide carbonique des bicarbonates.................	1.6692	0.5970
Acide carbonique des carbonates neutres	»	
Acide chlorhydrique.....................	0.1271	0.0341
Acide sulfurique.......................	0.1098	0.0687
Silice.............................	0.0250	traces.
Oxyde de fer.........................	0.0120	0.0148
Chaux.............................	0.6400	0.4170
Magnésie...........................	0.1172	traces.
Potasse............................	traces.	0.0330
Soude.............................	0.4776	0.2836
Matières organiques.....................	0.0320	»
Lithine............................	traces.	traces.
TOTAL............	4.5289	3.2172

Propriétés physiologiques des Eaux de Pougues

Après avoir étudié très sommairement la géologie de Pougues et les caractères physico-chimiques de nos sources, je dois indiquer, succinctement aussi, leurs propriétés physiologiques, c'est-à-dire faire connaître le mécanisme par lequel elles agissent, les procédés qu'elles mettent en œuvre pour atteindre leur but : la guérison ou l'amélioration des maladies dont je parlerai plus loin.

Tous les médicaments que la médecine emploie s'adressent d'abord à un organe isolé, ou à un ensemble d'organes formant ce que l'on appelle un appareil. Ils n'agissent sur l'économie tout entière que secondairement, c'est-à-dire consécutivement à leur action première sur l'organe ou sur l'ensemble d'organes dont nous venons de parler.

L'eau de Pougues obéit à cette règle.

Les organes influencés primitivement par elle sont situés dans la cavité de l'abdomen, au-dessous du muscle diaphragme qui divise le tronc en deux cavités distinctes, l'une supérieure, appelée thorax ou poitrine, l'autre inférieure, appelée abdomen ou ventre.

Cette action, cette influence primordiale de l'eau de Pougues, se traduit par une exagération, par une excitation salutaire des fonctions de ces organes.

Naturellement, le premier organe influencé est l'estomac, dont l'activité se trouve en peu de temps singulièrement accrue. Aussi, le premier effet physiologique de nos eaux est-il d'éveiller l'appétit, d'accroître l'énergie des fonctions digestives.

Par suite des rapports qui existent nécessairement entre toutes les parties de l'appareil digestif — comme entre tous les rouages de notre machine humaine — l'excitation de l'estomac par l'eau minérale se fait sentir aussi dans l'œsophage et dans l'arrière-gorge. Une légère soif en est la conséquence.

Les intestins participent également à cette excitation fonctionnelle. Le résultat le plus habituel n'est cependant pas celui que l'on supposerait *a priori*, car un certain degré de constipation est plus fréquemment observé que l'état contraire. Cet effet tient, évidemment, au carbonate de chaux et au peroxyde de fer qui minéralisent si richement les eaux de Pougues. Nous sommes loin, bien loin, d'en vouloir à ces deux substances médicamenteuses, car c'est grâce à cela que nous observons maintes fois la guérison de diarrhées chroniques ayant résisté à tous les traitements.

Quant aux dyspepsies qui s'accompagnent de paresse intestinale, les modifications considérables apportées dans les fonctions digestives par la cure hydro-minérale se traduisent, peu après elle, par le réveil de l'activité de l'intestin et la régularisation de son fonctionnement. Nous avons, de plus, pour combattre cette constipation, une arme excellente, — merveilleuse souvent — dans les appareils et les pratiques d'une hydrothérapie méthodique et raisonnée.

Du reste, dans un assez grand nombre de cas, l'eau de Pougues produit un effet diamétralement opposé à la constipation. Cela m'a paru tenir, en général, à une exagération de la sécrétion biliaire qui rentre dans le cercle d'action de nos eaux et qui nous rend de si grands services dans certaines maladies du foie.

L'appareil urinaire ressent tout particulièrement l'excitation fonctionnelle qui nous occupe. Cela explique que sa sécrétion soit aussi notablement augmentée et que l'eau minérale entraîne avec les urines tous les dépôts pathologiques (sables, graviers, pus, etc.). formés dans les anfractuosités de cet appareil.

D'autres organes, annexés à l'appareil urinaire, ressentent aussi cette sorte de coup de fouet des eaux de Pougues. Mais je passe systématiquement sous silence ces côtés de l'action physiologique et thérapeutique de nos sources, puisque ce *Guide*, comme nous l'avons écrit dans la préface, doit pouvoir être oublié sans peur sur toutes les tables et mis sans reproche entre toutes les mains.

J'en aurai fini avec les propriétés physiologiques des eaux de Pougues lorsque j'aurai indiqué sommairement ce qui revient en propre à chacun des trois éléments principaux de leur minéralisation : le carbonate de chaux, le fer et l'acide carbonique.

L'importance du carbonate de chaux est suffisamment mise en relief par ce fait qu'on le retrouve dans les plantes, dans la plupart des humeurs animales, et qu'il entre pour une large part dans la constitution des os. C'est ce qui a fait dire que les sels de chaux sont les toniques des organes de la locomotion (os, cartilages et ligaments) comme les ferrugineux sont les toniques du sang.

C'est presque uniquement sous la forme de carbonates ou de phosphates que l'économie assimile les sels de chaux. Le carbonate de chaux, qui nous intéresse seul ici, agit, de l'avis des physiologistes et des thérapeutistes les plus autorisés :

1º Comme absorbant; d'où son action dans les dyspepsies flatulentes, avec production exagérée de gaz;

2º Comme antacide; ce qui explique les services qu'il rend dans les dyspepsies acides;

3º Comme stimulant. Au contact des acides de la muqueuse stomacale, il laisse dégager, en effet, l'acide carbonique qui entre dans sa composition. Or, nous verrons un peu plus loin que l'acide carbonique a précisément, et à un haut degré, cette action stimulante. En dehors donc de l'excès d'acide carbonique que renferment les eaux de Pougues, leur carbonate de chaux a, par conséquent, une action thérapeutique manifeste contre les dyspepsies atoniques, avec paresse de l'estomac, insuffisance de ses sécrétions et de ses mouvements musculaires.

L'importance de ce sel de chaux dans la constitution intime du système osseux rend compte enfin de l'emploi heureux qui en est fait depuis longtemps dans notre station, chez des enfants faibles, débiles, lymphatiques, dont l'ossification et la croissance laissent à désirer.

Le fer, lui aussi, est un élément essentiel du sang de l'homme et des animaux supérieurs, et Boussingault a prouvé qu'un régime dans lequel il n'entrerait pas, serait incompatible avec la vie.

Les physiologistes et les médecins ne sont pas encore parvenus à expliquer le *comment* de l'action du fer sur l'économie.

Pour les uns, il agirait en se donnant lui-même directement, c'est-à-dire en fournissant au sang un élément indispensable à la constitution des globules sanguins.

Pour d'autres, il favoriserait la métamorphose des globules blancs en globules rouges.

Pour d'autres encore, son action consisterait simplement à stimuler puissamment les grandes fonctions de l'économie. Dans cette hypothèse, il n'agirait donc pas directement, mais par contre-coup, d'une façon détournée. On sait — et l'expérience est bien facile à répéter — que si l'on arrose avec une solution de sulfate de fer les racines des plantes languissantes, étiolées, on fait disparaître bien vite cette véritable chlorose végétale. Cette action bienfaisante du fer dans les pâles-couleurs des feuilles, est précisément invoquée — non sans raison — par les auteurs qui pensent que l'action des ferrugineux correspond essentiellement à une stimulation des fonctions de la vie.

Quoi qu'il en soit de ces théories, les résultats sont là, palpables, indéniables, clairs comme la lumière. Le fer est le tonique, le régénérateur par excellence de ce liquide que Bordeu a appelé une chair coulante : le sang. Il accroît sa richesse, ou remédie à sa pauvreté, et, par suite, augmente les forces générales.

Localement, il détermine sur les muqueuses des premières voies digestives une sensation styptique, astringente.

Pris à dose modérée, et sous une forme très assimilable, — conditions qui sont précisément réalisées dans l'eau de Pougues, — il n'est pas rare qu'il facilite sensiblement, tout d'abord, le fonctionnement de l'intestin, en stimulant sa tunique muqueuse, puis sa tunique musculeuse. Mais ce résultat est provisoire, et il faut s'attendre à voir se produire finalement, quel que soit le ferrugineux employé, un certain degré de constipation, dont nous nous rendons, du reste, facilement maîtres et qui disparaît rapidement.

Reste l'acide carbonique.

A lui revient surtout cette action stimulante générale et si remarquable dont j'ai parlé au commencement de ce chapitre. Des expériences très nettes ont prouvé depuis bien longtemps qu'introduit par l'absorption dans le torrent de la circulation, l'acide carbonique stimulait légèrement le cœur, accélérait la respiration et produisait parfois une sorte d'ivresse. On comprend qu'en titillant, en quelque sorte, la muqueuse de l'estomac, qui est la première impressionnée par lui, il augmente la sécrétion du suc gastrique et les mouvements musculaires de l'estomac et de l'intestin, si importants dans la digestion.

Maladies auxquelles conviennent les Eaux de Pougues (1)

Comme l'avait parfaitement compris le docteur Roubaud dans son livre sur Pougues, il est rationnel de suivre, dans l'énumération des maladies auxquelles les eaux de Pougues conviennent, l'ordre dans lequel nous avons étudié leurs propriétés physiologiques.

Or, nous avons dit, en étudiant ces propriétés, que les eaux de Pougues agissaient tout d'abord

---

(1) De nombreux confrères ayant bien voulu me demander, pour s'édifier sur notre station, ce *Guide médical et pittoresque*, je crois devoir les prévenir ici que la partie médicale a été écrite, et devait être écrite, en vue surtout des malades qui fréquentent Pougues. J'ai donc dû, tout en restant scrupuleusement exact et véridique, simplifier, raccourcir le plus possible, éviter systématiquement les questions et les discussions théoriques, et m'en tenir à la moelle des choses. Mais chacun des chapitres médicaux de ce livre sera, en temps opportun et dans l'ordre voulu, l'objet d'une étude purement médicale, appuyée sur des observations détaillées auxquelles l'indication du nom du confrère qui nous aura adressé chaque malade servira de garantie d'authenticité.

sur l'estomac et l'intestin, puis sur les annexes du tube digestif (foie, pancréas, rate), et après sur l'appareil urinaire ; et que, consécutivement à ces actions locales sur ces différents organes, elles faisaient enfin sentir leur influence à l'économie tout entière, ce qui constituait leur action générale, essentiellement tonique et reconstituante.

Nous devons donc passer brièvement en revue :

1º Les maladies des voies digestives ;

2º Les maladies des organes annexés au tube digestif ;

3º Les maladies des voies urinaires ;

4º Certaines maladies générales, telles que l'anémie, la chlorose, la scrofule, la goutte, le diabète.

Au point de vue des classifications purement médicales et de ce que nous appelons, en langage technique : la nosologie, cet ordre de description prête à quelques critiques ; mais, pour un livre comme celui-ci, il est le plus clair et le plus naturel. C'est une raison suffisante pour que je le préfère à tout autre.

MALADIES DES VOIES DIGESTIVES

DYSPEPSIES

On a, certes, beaucoup et savamment écrit sur la dyspepsie, depuis Hippocrate, — aux idées fondamentales duquel des auteurs contemporains très connus se sont encore rangés dans le dernier quart de ce siècle, — jusqu'au livre d'hier de M. le professeur Germain Sée, qu'ont précédé de peu l'ouvrage de l'anglais Brinton (avec la remarquable introduction du professeur Lasègue), celui du docteur Leven et enfin la thèse d'agrégation de mon ami le docteur Raymond, professeur agrégé à la Faculté de Paris et médecin des hôpitaux.

Malgré ce nombre infini de travaux, on est loin d'être d'accord sur ce que l'on doit entendre au juste par dyspepsie. Tout porte même à croire qu'avec les progrès de la science, ce terme vague et beaucoup trop général disparaîtra pour faire place à des notions plus précises et à une dénomination plus scientifique des symptômes si nombreux et si différents les uns des autres que l'on étudie sous cette étiquette commune de : dyspepsie.

Quoi qu'il en soit, on peut dire qu'il y a dyspepsie toutes les fois que la digestion de l'estomac, ou celle beaucoup plus importante de l'intestin, se fait mal, et cela d'une façon prolongée et avec accompagnement de sensations pénibles ou douloureuses.

Rien de plus commun que la dyspepsie. Chomel disait, il y a vingt-cinq ans, qu'un cinquième des personnes qui venaient le consulter étaient dyspeptiques. Il en compterait sûrement davantage de nos jours où l'on mange trop ou mal, où l'anémie, — cette mère féconde des dyspepsies, — augmente de plus en plus, où l'on se déshabitue peu à peu de la marche et de tous les exercices corporels, alors que, — comme le disait encore Chomel, — on digère autant avec ses jambes qu'avec son estomac.

Nous sommes admirablement placés à Pougues, où de si nombreux dyspeptiques viennent demander guérison ou soulagement à nos sources, pour constater que le niveau de cette maladie est loin de baisser. La dyspepsie, en effet, comme l'écrivait un des anciens médecins de notre station, est « du gibier des eaux de Pougues ».

Ses symptômes sont extrêmement nombreux. Ils s'assemblent de différentes manières. Le plus souvent l'un d'eux marque le pas aux autres et domine la scène. Ces précisément en se basant sur ce fait d'observation que l'on a établi, un peu arbitrairement, diverses catégories de dyspepsies : flatulente, atonique, catarrhale ou muqueuse, douloureuse ou névrosique, etc., etc. Au point de vue pratique, il est beaucoup plus important de s'assurer si la dyspepsie que l'on trouve chez un malade est idiopathique, c'est-à-dire si elle existe seule et par elle-même, ou si, au contraire, elle est symptomatique, c'est-à-dire sous la dépendance d'une autre maladie qui se cache plus ou moins sous elle : maladies du foie, de l'utérus, du cœur, ataxie locomotrice, nervosisme, anémie, chlorose, phtisie pulmonaire, cancer, albuminurie, rétentions incomplètes et chroniques d'urine, goutte, rhumatisme, etc., etc. Point n'est besoin d'être médecin pour comprendre que cette deuxième classe de dyspepsies est bien plus grave que la première (dyspepsies essentielles); mais je dois noter ici, en passant, que les eaux de Pougues sont d'une efficacité remarquable dans certaines dyspepsies symptomatiques, celles, par exemple, qui se rencontrent chez les anémiques, les chlorotiques, les nervosiques, les urinaires, les goutteux, et avec les maladies du foie ou de l'utérus. On en verra les raisons aux chapitres où il sera question de ces différentes maladies.

Énumérerai-je, maintenant, les symptômes de la dyspepsie? La litanie en est aussi longue qu'attristante. Fort heureusement pour ses victimes, la dyspepsie ne les attaque que très rarement avec toutes ses armes réunies. Il n'en est pas moins vrai que son arsenal est riche et bien rempli. Qu'on en juge. On peut y trouver tout ce qui suit :

Appétit à peu près toujours modifié ; généralement diminué, capricieux et bizarre ; parfois augmenté (boulimie), ou dépravé (chez les chlorotiques dyspeptiques, par exemple), — soif le plus souvent exagérée, — bouche pâteuse, amère ; — langue chargée d'enduit blanc jaunâtre, avec turgescence de ses papilles, qui sont souvent hérissées, et nombreux sillons fendillant sa muqueuse.

Après l'ingestion des aliments, plus ou moins longtemps après le repas, parfois immédiatement après lui : gêne, pesanteur, malaise, sensation de corps étranger au niveau du creux de l'estomac ; parfois, oppression, anxiété, douleurs même assez vives, — lourdeur et somnolence, — rougeur de la face et chaleur sur tout le corps tandis que les extrémités sont souvent froides. — Du côté du ventre, coliques sourdes ou même aiguës, entraînant, lorsqu'elles sont très marquées, des sueurs froides, des défaillances et des syncopes. — Ballonnement de l'estomac et des intestins par des gaz, — bruits de glou-glou, — sensation de liquides agités ou de liquide chaud paraissant remonter le long de l'œsophage jusqu'à la bouche (pyrosis), — nausées, régurgitations ou même vomissements, — éructations et renvois, tantôt inodores, tantôt très désagréablement odorants, — très souvent, pour ne pas dire le plus souvent, de la constipation, soit seule, soit alternant avec de la diarrhée.

Comme phénomènes généraux, le tableau n'est pas plus gai ; au contraire ; et il justifie bien ce mot que le hasard me fit entendre dire un jour à M. Thiers : « Quand on a un mauvais estomac, on ne devrait pas venir au monde. » Tout le système nerveux, en effet, peut battre la breloque par le fait seul des troubles de la digestion ; et rien n'est plus triste à voir que ces malheureux dyspeptiques dont la vie est littéralement empoisonnée et qui sont dans l'impossibilité de se livrer d'une façon un peu continue à leurs occupations habituelles ou à quelque travail intellectuel. Que de fois ne les entendons-nous pas s'écrier : « Mais je préférerais cent fois à ce mal qui ne me tue pas une bonne fluxion de poitrine. Au moins, si l'on en meurt, on peut aussi en guérir vite. »

On ne meurt guère, en effet, d'une dyspepsie essentielle ; mais il n'en est pas moins vrai que sa prolongation entraîne assez vite une véritable consomption, de l'anémie, du marasme, et qu'un organisme ainsi affaibli, ainsi déprimé, est à la merci des moindres secousses.

Pougues, j'ose l'affirmer, donne généralement, dans les dyspepsies, des résultats merveilleux et soulage à peu près toujours ceux qu'il ne guérit pas. C'est à tel point que s'il fallait absolument ne conserver qu'une seule catégorie de malades et faire de la spécialisation à outrance — ainsi que plusieurs de nos maîtres nous l'ont conseillé — nous nous restreindrions aux dyspeptiques.

Sous l'influence de l'eau minérale maniée avec précaution et discernement, des pratiques accessoires — et cependant fort importantes — d'une hydrothérapie parfaitement installée, sous l'action de l'air pur et vivifiant que l'on respire à Pougues et de la vie calme bien que très suffisamment distraite que l'on y mène, il est peu, bien peu de dyspepsies qui ne soient ici ou radicalement guéries ou singulièrement améliorées. Je compte l'établir bientôt et à nouveau par un travail spécialement consacré à la dyspepsie et dans lequel des observations nombreuses, détaillées, complétées par des renseignements fournis un ou deux ans après la cure par les malades, montreront que Pougues mérite bien toujours et au même degré la réputation médicale que près de quatre siècles lui ont faite dans le traitement des dyspepsies.

GASTRALGIE

On ne sait trop aujourd'hui dans quelle classe de maladies on doit ranger cette névralgie parfois atrocement douloureuse de l'estomac, contre laquelle les eaux de Pougues ont une efficacité reconnue hautement par les auteurs les plus autorisés : Trousseau, Pidoux, Durand-Fardel, Germain Sée, Gallard, Dujardin-Beaumetz, etc. Pour les uns, elle n'est, — comme son nom l'indique, — qu'une névralgie, et se classe, par conséquent, dans le grand chapitre des névroses. Pour d'autres (Germain Sée), ce n'est qu'une fausse dyspepsie, et ce savant maître la décrit dans ce qu'il appelle : les pseudo-dyspepsies. Pour d'autres enfin, et notamment pour le professeur Lasègue, elle joue le rôle principal dans les dyspepsies et ne saurait être détachée de ces maladies.

Dans un livre comme celui-ci, il me paraît préférable de décrire brièvement à part, dans un chapitre séparé, cette névralgie de l'estomac. Pour écrire ce chapitre, je n'ai vraiment qu'à jeter un coup d'œil sur les observations, déjà nombreuses, de gastralgies que j'ai soignées à Pougues et qui ont à peu près toutes retiré un excellent profit de la cure hydro-minérale *intus et extra*, c'est-à-dire en boisson et en bains ou douches. En dépouillant ces observations, je retrouve bien les types et les caractères classiques de la gastralgie. Parfois, — ce sont heureusement les cas les plus rares, — elle tourmentait d'une façon à peu près continue et extrêmement douloureuse les malades atteints. Parfois, au contraire, — et ces cas sont les plus nombreux, — elle était intermittente, revenait à intervalles plus ou moins éloignés et persistait plus ou moins longtemps. Parfois enfin, elle était passagère et tout se bornait à quelques accès.

La douleur varie de forme et plus encore d'intensité dans la gastralgie, mais elle la caractérise essentiellement. Quelquefois même elle la constitue à elle seule. On souffre, et c'est tout. C'est beaucoup trop, nous disent les gastralgiques. On le comprend sans peine.

Mais il est plus fréquent de voir la douleur accompagnée de quelques autres symptômes, tels qu'éructations et même vomissements, tympanisme de l'estomac, constipation.

Les fonctions digestives peuvent très bien s'exécuter normalement. Il est même habituel de voir la douleur se calmer à la suite de l'ingestion des aliments. Assez souvent l'appétit est conservé, la langue nette et sans enduits, à l'inverse de ce que l'on observe dans les dyspepsies. Mais il n'est pas rare aussi de voir la gastralgie finir en dyspepsie ou encore se greffer sur une dyspepsie jusque-là indolore.

La plupart des gastralgies qu'il m'a été donné de soigner à Pougues se présentaient, — ce qui est, du reste, la règle, — chez des sujets jeunes, chez des jeunes filles atteintes de la chlorose dite de puberté, ou chez des jeunes femmes anémiques et névropathiques. La coexistence avec la gastralgie d'une anémie, d'une chlorose, ou encore d'autres affections sur lesquelles je ne veux pas m'arrêter ici, domine la thérapeutique de cette névrose douloureuse. Le mot « coexistence » est même insuffisant, car il s'agit là, neuf fois sur dix, d'une relation de cause à effet. La cause, c'est l'état général ; le résultat, c'est l'état local douloureux, c'est la névralgie des plexus nerveux de l'estomac, c'est la gastralgie. Cela explique que les eaux de Pougues réussissent si souvent et parfois si merveilleusement dans les gastralgies, puisque leur minéralisation spéciale (fer et sels de chaux) les rend éminemment propres à combattre l'anémie causale et à relever la nutrition générale. Elles doivent, bien entendu, être maniées prudemment, car il n'est pas rare de rencontrer des gastralgiques pour lesquels, au début du traitement, un verre d'eau par jour représenterait une dose excessive et dangereuse. Nous nous trouvons bien, dans tous les cas, de l'emploi des petites doses ou des doses moyennes, et de graduations prudentes dans les applications hydrothérapiques. J'ajoute que pour la gastralgie, comme pour toutes les autres maladies relevant de nos eaux, il est nécessaire parfois, utile toujours, de laisser passer les périodes de recrudescences aiguës avant de recourir au traitement hydro-minéral. C'est donc de préférence après une crise, et entre deux crises, qu'il faut venir ici en saison.

Tout ce que je viens d'écrire à propos de la gastralgie s'applique à l'*entéralgie*, ou névralgie de l'intestin. Il est donc inutile d'en traiter séparément.

DIARRHÉES CHRONIQUES

De tous temps — et de nos jours comme autrefois — les sels de chaux, principalement le carbonate de chaux, ont été employés dans le traitement des diarrhées, des flux de ventre, comme disaient nos anciens.

C'est dire que les eaux de Pougues, que minéralise principalement le carbonate calcaire, doivent exercer une influence heureuse sur les diarrhées chroniques, sans compter que le peroxyde de fer, qui entre également dans leur composition, a, comme je l'ai dit plus haut, les propriétés astringentes communes à tous les médicaments ferrugineux.

On pourrait — et l'on devrait peut-être — traiter des diarrhées chroniques au chapitre des dyspepsies gastro-intestinales, le symptôme diarrhée étant le plus souvent un des éléments de ce complexus morbide mal défini et mal délimité auquel on a donné le nom de dyspepsie. Mais, pour des lecteurs qui ne sont pas médecins, il est préférable de parler à part de la diarrhée chronique, chaque malade aimant à trouver de suite dans un livre comme celui-ci la maladie ou le symptôme qui l'intéresse spécialement.

J'ai déjà réuni d'assez nombreuses observations de diarrhées chroniques ayant retiré d'excellents résultats du traitement hydro-minéral de Pougues. Un des exemples de guérison les plus remarquables qu'il m'ait été donné d'observer, a été celui d'un M. R.... qui me fut envoyé l'an dernier, en désespoir de cause et après plusieurs années de traitements infructueux, par M. le docteur Riembault, médecin de l'Hôtel-Dieu de Saint-Etienne.

Les diarrhées chroniques qui viennent le plus souvent à nos sources, et auxquelles, en effet, nos sources conviennent le mieux, se rencontrent généralement chez des arthritiques, des herpétiques, des goutteux, des rhumatisants, ou encore — et fréquemment — chez des malades atteints de congestions chroniques du foie. Ces diverses maladies, presque toutes constitutionnelles, diathésiques, sont, en effet, des causes importantes de diarrhées chroniques, — l'herpétisme surtout, comme l'a très bien montré, notamment, un des grands cliniciens de ce temps, le docteur Noël Guéneau de Mussy. Les eaux alcalines convenant parfaitement aux états constitutionnels dont je viens de parler et les modifiant souvent, on s'explique aisément leur influence sur la diarrhée qu'ils entraînent. Agissant sur la cause, elles agissent forcément sur l'effet, sans compter leur action directe et du moment.

Dans tous ces cas, nous nous trouvons bien des doses fractionnées, n'introduisant dans l'économie qu'une minime quantité d'eau minérale à la fois. Avec des doses élevées ou insuffisamment espacées, on échouerait presque certainement. Comme à Plombières, les bains jouent chez nous, dans la cure des diarrhées chroniques, un rôle des plus importants. Parfois même il est prudent de s'en tenir aux bains d'eau minérale dans les commencements du traitement et de ne recourir à la boisson qu'un peu plus tard. C'est une question de mesure et de flair médical.

Plusieurs de mes confrères de Paris, — particulièrement les docteurs Marcano, Guttierez-Ponce, Bétancès, — qui reçoivent à leur consultation leurs compatriotes de l'Amérique du Sud et de la zone intertropicale, m'ont adressé récemment des malades atteints de dysenterie chronique, affection fréquente dans ces pays et d'une ténacité souvent désespérante. Je n'ai pas un nombre suffisant d'observations pour pouvoir apprécier encore d'une manière certaine l'action des Eaux de Pougues dans cette maladie.

MALADIES DES ANNEXES DU TUBE DIGESTIF

Les annexes du tube digestif sont, en dehors des glandes salivaires, le pancréas, la rate et le foie.

Je n'ai rien à dire du pancréas, dont la pathologie est encore à faire, à peu de chose près, et j'arrive de suite à l'engorgement de la rate, qui nous retiendra peu, du reste.

ENGORGEMENT DE LA RATE ET FIEVRES INTERMITTENTES

Les anciens auteurs qui ont traité des eaux de Pougues parlent souvent des nombreux malades atteints de fièvre intermittente qui venaient, des contrées voisines, demander la guérison aux fontaines de Pougues.

On sait que la découverte de la quinine — une des plus belles découvertes de la science — est de date assez récente, et que la plante de la famille des Rubiacées dont on l'extrait, le quinquina, ne fut employée un peu couramment en France qu'après 1680. Ce fut, en effet, cette année que le médecin anglais Talbot passa la

Manche pour venir guérir d'une fièvre intermittente le Dauphin. La fameuse *poudre du Cardinal de Lugo*, qu'employait Talbot, n'était autre que de la poudre de quinquina, comme il le révéla à Louis XIV en échange d'un brevet de chevalier et, — ce qui valait mieux — d'une bonne pension.

Antérieurement au quinquina, les fièvres paludéennes se présentaient avec un cortège de symptômes et de complications autrement redoutables qu'aujourd'hui. C'est ainsi que je trouve notée, dans un grand nombre d'observations des médecins de Pougues du XVI° et du XVII° siècle afférentes aux fièvres intermittentes, la présence d'hydropisies que l'on ne rencontre plus aujourd'hui, grâce surtout à la quinine et aux conditions hygiéniques meilleures dans lesquelles vivent les populations exposées au miasme marémateux.

Cependant, il est très fréquent d'observer à la suite des fièvres paludéennes d'une certaine durée ou mal traitées une anémie profonde — avec les symptômes habituels de l'anémie — et un engorgement chronique de la rate. C'est dans ces conditions que nous arrivent tous les ans un assez grand nombre de malades.

J'estime qu'aucune eau minérale — pas plus celle de Pougues qu'une autre — n'a une action élective spéciale contre l'impaludisme et que tout ce que certains auteurs ont écrit pour soutenir l'affirmative manque absolument de preuves. Mais ce qui est hors de doute et démontré jusqu'à l'évidence, c'est que les eaux alcalines — et mieux encore les alcalines ferrugineuses telles que Pougues — modifient certaines conditions de l'organisme qui laissent la porte ouverte au miasme des marais, et combattent admirablement l'anémie et la cachexie paludéennes. De là les succès remarquables que nous pouvons enregistrer chaque année. Une part en revient, je m'empresse de le dire, aux pratiques hydrothérapiques sous l'influence desquelles on voit la rate engorgée diminuer de volume et de dureté.

MALADIES DU FOIE

Rien n'est plus commun que les maladies du foie, et la clinique hydrologique de notre station leur emprunte une large part de ses observations, depuis surtout qu'à la suite de quelques cures heureuses nous avons vu venir à Pougues un assez grand nombre de malades de l'Amérique du sud et de la zone intertropicale.

En dehors des influences de climats, qui s'accusent si nettement dans les pays chauds, la fréquence des affections de la glande hépatique s'explique par son importance fonctionnelle, par la facilité qu'elle a d'emmagasiner les substances irritantes ou toxiques que lui charrie la veine porte (dont Stahl disait qu'elle était la porte de tous les maux), par le retentissement qu'ont fréquemment sur elle des maladies fort répandues : alcoolisme, fièvres intermittentes, diarrhées chroniques, dyspepsies gastro-intestinales, affections organiques du cœur, goutte, diabète, etc.

Il est peu de maladies du foie dans lesquelles on ne conseille l'emploi des eaux alcalines, à doses modérées, et dans lesquelles, par conséquent, les eaux de Pougues ne puissent rendre des services. Cela se conçoit aisément, en raison de la fréquence des troubles digestifs dans ces affections, et de l'importance qu'il y a, même dans les cas où le pronostic est mortel (comme dans la cirrhose confirmée) à soutenir ou à relever les fonctions digestives. C'est ainsi que je me suis trouvé bien de l'emploi de l'eau de Pougues dans plusieurs cas de cirrhose atrophique.

Mais les maladies du foie qui relèvent véritablement de nos eaux sont les congestions chroniques ou engorgements, et la lithiase biliaire dont la colique hépatique est l'expression douloureuse et la révélation la plus ordinaire. Je ne m'arrêterai pas à l'hépatalgie, ou névralgie du foie, car outre qu'elle ne présente rien de spécial, elle est assez rare et le serait plus encore si elle ne masquait pas souvent, à un examen trop superficiel, des coliques hépatiques méconnues.

CONGESTIONS CHRONIQUES OU ENGORGEMENTS DU FOIE

Le lecteur peut prendre ici ces deux mots comme synonymes. Ils sont souvent, du reste, indifféremment employés par les auteurs.

Il n'est pas de glande dans l'économie qui subisse dans sa circulation autant de modifications que le foie. A chaque repas, une quantité considérable de sang afflue dans cet organe et le congestionne physiologiquement. De ces congestions normales, physiologiques, passagères comme la cause qui les provoque, à une congestion pathologique et permanente, la pente est douce et, en quelque sorte, naturelle. Aussi est-il très fréquent d'observer ces engorgements chroniques du foie. Les écarts de régime en sont une cause très fréquente, la plus fréquente même ; puis viennent les maladies dont j'ai parlé au commencement de ce chapitre et sur lesquelles je n'ai pas à revenir.

La palpation et la percussion révèlent, dans l'engorgement du foie, une augmentation plus ou moins considérable de son volume. Ajoutez à cette hypertrophie une sensibilité à la pression, une sensation de pesanteur, d'embarras, de plénitude dans la région de l'hypocondre droit ; parfois des élancements douloureux, spontanés et s'irradiant dans le côté droit de la poitrine et du dos; presque toujours des digestions lentes et difficiles; de la constipation; quelquefois de l'ictère, un certain degré d'affaiblissement et d'anémie, de l'abattement et de la tristesse, et vous aurez les principaux symptômes de l'engorgement ou de la congestion chronique du foie.

Une grande indication thérapeutique domine tout le traitement de cette maladie : elle consiste à améliorer l'état des fonctions digestives et, par suite, à soutenir les forces générales.

C'est dire que nous obtenons à Pougues les résultats les meilleurs, la nature de nos eaux les rendant admirablement propres à combattre la dyspepsie concomitante et à tonifier l'économie entière. A ces propriétés digestives et reconstituantes s'ajoute naturellement l'action résolutive que l'on reconnaît aux eaux minérales alcalines. L'hydrothérapie, dont Fleury a si bien démontré l'efficacité dans l'engorgement du foie, nous vient également en aide et dans une large mesure.

Je ne crains pas de dire que Pougues doit être placé presque sur la même ligne que Vichy dans le traitement des congestions chroniques du foie, et que nos eaux sont même supérieures dans les cas où l'engorgement est accompagné d'une anémie un peu marquée ou se rencontre chez des sujets faibles et débilités. Il ne se passe pas d'année que nous ne recevions en traitement ici des malades dont le foie diminuait bien à Vichy, mais dont les forces générales diminuaient plus encore. Pareil inconvénient n'est *jamais* à craindre avec les eaux bicarbonatées calcaires et ferrugineuses de Pougues.

LITHIASE BILIAIRE ET COLIQUES HÉPATIQUES

L'article « Calculs biliaires » du savant *Dictionnaire des Eaux minérales* de Durand Fardel et Le Bret, commence ainsi :

« Les eaux minérales nous paraissent constituer la seule médication effective des calculs biliaires. Des concrétions peuvent sans doute exister accidentellement dans la vésicule biliaire ou dans le foie, donner lieu à des coliques hépatiques, puis disparaître. Mais nous entendons parler de la disposition en vertu de laquelle des calculs biliaires se forment et se reproduisent jusqu'à ce que cette disposition ait été combattue avec succès. Les différents moyens auxquels la thérapeutique a recours en pareille circonstance, les térébenthinés, les préparations opiacées et éthérées, les purgatifs, aidés même du régime le mieux entendu, ne sont guère que des palliatifs, et à nos yeux les eaux minérales appropriées *sont le seul agent curatif des calculs biliaires.* Aussi convient-il d'y recourir dès la première apparition symptomatique de concrétions, ou seulement de gravelle biliaire. L'indication dominante est moins encore de faire disparaître les calculs existants que d'empêcher qu'ils s'accroissent ou qu'il s'en forme de nouveaux. » Or, telle est précisément l'action des eaux alcalines de Pougues.

Un peu plus loin, ces auteurs, qui font autorité en hydrologie, conseillent nos eaux particulièrement dans les cas où la répétition fréquente des coliques hépatiques a rendu le foie gros et douloureux.

Je ne saurais songer à faire ici, même d'une manière résumée, l'histoire des calculs biliaires. Il me suffira de dire que ces calculs, encore nommés cholélithes, sont des concrétions de volume variable (depuis celui d'un grain de millet jusqu'à celui d'une noisette, et au delà), qu'ils sont arrondis ou plus ou moins anguleux, formés aux dépens des éléments de la bile, soit dans le foie, soit dans la vésicule biliaire, et que leur migration dans l'intestin s'accompagne de douleurs auxquelles on a donné le nom de colique hépatique.

Ces douleurs tiennent à l'étroitesse des canaux (cystique et cholédoque) que les calculs doivent traverser. Elles sont, naturellement, plus ou moins violentes suivant que le calcul est plus ou moins gros, à arêtes plus ou moins prononcées, suivant encore que le système nerveux du malade atteint de colique hépatique est plus ou moins sensible à la douleur.

Le ralentissement du cours de la bile — qui tient le plus généralement à l'épaississement de cette humeur — paraît être la cause prédominante de la gravelle ou poussière biliaire et des calculs biliaires. La gravelle biliaire passe souvent — très souvent même — inaperçue, les poussières qui la constituent s'éliminant sans douleur marquée et ne pouvant être aisément recherchées et trouvées dans les résidus de la digestion.

Le calcul biliaire, lui, ne s'élimine à peu près jamais sans une douleur vive, et parfois cette douleur est littéralement atroce. En général, elle survient brusquement, atteint vite son paroxysme, s'accompagne de frisson, de nausées ou de vomissements, occupe l'épigastre et l'hypocondre droit principalement, dure plus ou moins longtemps (de 2 à 6 ou 8 heures, en moyenne) et disparaît souvent comme elle était venue : brusquement.

Je ne crois pas qu'il y ait rien d'aussi épouvantablement douloureux que certaines coliques hépatiques. Ceux qui ont eu le malheur d'y passer ne me démentiront certes pas.

Le traitement de la crise, de la colique proprement dite, ne doit pas m'arrêter ici. Ce n'est là, du reste, qu'une indication secondaire.

Ce qui importe essentiellement, c'est d'empêcher le retour des crises, c'est-à-dire la formation des calculs. Les eaux de Pougues, en boisson et en bains, sont, pour cela, d'une très grande efficacité, et nous observons chaque année de nombreux malades qui, sous l'influence du traitement thermal, voient leurs crises s'éloigner, s'espacer de plus en plus, en même temps qu'elles sont de moins en moins fortes. Tout porte à croire que nos eaux agissent en rendant la bile plus abondante et plus fluide. Quoi qu'il en soit, nous ne comptons plus les calculeux qui éprouvent chaque année leur action salutaire.

Je dois seulement faire remarquer qu'il est fréquent, ici comme à Vichy, comme à Carlsbad et ailleurs, de voir l'usage de l'eau déterminer la migration de quelque calcul pendant la cure. Nos malades ne manquent pas alors de s'en affliger et de se plaindre. Ils devraient plutôt s'en réjouir, — si tant est qu'on puisse se réjouir d'une colique hepatique, — attendu que si l'eau minérale n'avait pas provoqué cette sortie d'un calcul *déjà formé*, ce calcul aurait infailliblement augmenté de volume et occasionné plus tard, en s'éliminant, des douleurs autrement violentes. Au surplus, le traitement hydrominéral a, comme on l'a vu plus haut, la propriété de s'opposer à la formation ultérieure de calculs nouveaux. Et la vraie, la seule thérapeutique sérieuse de la colique hépatique est dans ce traitement préservateur et préventif.

MALADIES DES VOIES URINAIRES

Les affections des voies urinaires auxquelles conviennent les eaux de Pougues sont : la pyélite chronique, la cystite chronique ou catarrhe vésical, les gravelles et les calculs.

PYÉLITE CHRONIQUE

On désigne sous ce nom l'inflammation catarrhale chronique de la muqueuse des calices et du bassinet, sortes de renflements que présente l'uretère au niveau du hile du rein.

Presque toujours cette inflammation est causée par des calculs ou des graviers séjournant dans les calices et le bassinet, ou encore par la propagation — par voie de continuité — de l'inflammation chronique des organes urinaires sous-jacents (uretère, vessie, urèthre).

En dehors des symptômes des maladies qui ont pu lui donner naissance, la pyélite chronique s'accuse par une douleur fixe dans la région du rein correspondant, douleur qui se révèle à la pression, mais qui est aussi spontanée. Dans l'urine, on trouve généralement un dépôt lourd, opaque, verdâtre, homogène, se mélangeant facilement à elle et constitué par du pus. S'il y a coïncidence de catarrhe vésical, — chose fréquente, — le dépôt est formé de pus et de mucus. On a affaire alors à une pyélo-cystite.

La santé générale est presque toujours profondément atteinte chez les malades affectés de pyélite catarrhale. Il est presque de règle de les trouver très anémiés, pâles de teint, dyspeptiques. C'est la dyspepsie des « urinaires » sur laquelle M. le professeur Guyon a si justement attiré l'attention des médecins dans ces dernières années.

Les eaux de Pougues sont indiquées et rendent de réels services dans la pyélite chronique : 1º parce qu'elles représentent une minéralisation moyenne et que les eaux fortement minéralisées sont, dans ces cas, formellement déconseillées par tous les auteurs, par crainte de l'irritation rénale qu'elles provoqueraient ; 2º parce qu'elles sont de nature à combattre avantageusement les troubles dyspeptiques et la débilitation générale si fréquemment observés dans la pyélite chronique et le catarrhe vésical, et qui en aggravent considérablement le pronostic.

CYSTITE CHRONIQUE OU CATARRHE VÉSICAL

Le catarrhe vésical s'observe généralement

chez les personnes avancées en âge, dont la vessie se vide incomplètement par suite de la diminution de sa contractilité ou par suite d'obstacles mécaniques à la miction, comme dans le cas d'hypertrophie de la prostate. Elle est beaucoup plus fréquente chez l'homme que chez la femme, et comme il est à peu près impossible de supprimer les causes les plus ordinaires de sa production, on s'explique facilement la ténacité désespérante avec laquelle elle résiste à la thérapeutique même la mieux conduite.

Les symptômes fondamentaux consistent en des envies fréquentes d'uriner, un certain degré de rétention de l'urine — qui n'est rendue que par petites quantités à la fois, — une sensation de pesanteur ou de douleur dans la région de la vessie et la zone limitrophe, des altérations de l'urine, qui est généralement louche, fétide, d'odeur ammoniacale, et présente des flocons nuageux qui se précipitent par le repos du liquide et sont constitués le plus souvent par du mucus, quelquefois par du mucus et du pus mélangés.

Les altérations profondes de la santé générale et les troubles dyspeptiques dont j'ai parlé à propos de la pyélite chronique sont encore plus marqués dans le catarrhe de vessie et méritent d'attirer spécialement l'attention des malades et des médecins. C'est parce que les eaux alcalines moyennes et ferrugineuses de Pougues conviennent parfaitement au traitement local et au traitement général du catarrhe de la vessie, qu'elles sont indiquées en tête des eaux appropriées à cette maladie par les savants auteurs du *Dictionnaire général des eaux minérales* (p. 902, tome II) L'un d'eux, mettant en pratique ce qu'il a jadis conseillé dans ce livre magistral, vient depuis plusieurs années demander à nos sources la conservation d'une santé chère à tous ceux qui le connaissent, et plus particulièrement à tous ceux qui s'occupent d'hydrologie médicale.

GRAVELLES

Les concrétions que peuvent laisser déposer les principes salins contenus dans l'urine et les produits de sécrétion de la muqueuse des voies urinaires, se présentent sous forme de sable très fin, ou de grains des dimensions d'une petite tête d'épingle (gravelle), ou de graviers, ou enfin de calculs et de pierres. On commence généralement par le *sable* ou la *gravelle*, mais on ne finit heureusement pas toujours par le calcul ou la pierre, surtout si un traitement hydro-minéral associé à un régime convenable a combattu le mal dans son principe.

Il suffit, pour la pratique, de distinguer deux sortes de gravelles : la gravelle *rouge* ou gravelle *urique*, et la gravelle *blanche* ou *phosphatique*.

J'élimine de suite la gravelle blanche ou phosphatique, parce qu'elle est presque toujours liée à un état catarrhal de la vessie et que sa description rentre, en réalité, dans le chapitre du catarrhe chronique vésical. Cette gravelle n'est, à vrai dire, qu'un symptôme lié à un état cachectique et à une altération de l'urine qui fait que ce liquide ne peut plus conserver en dissolution les phosphates qui entrent dans sa composition. Ces phosphates, en se précipitant, donnent naissance aux dépôts blancs de la gravelle phosphatique.

La gravelle rouge, au lieu de se présenter dans une urine à réaction alcaline, se rencontre dans une urine à réaction acide. Elle est, de beaucoup, la plus fréquente et se lie à cette disposition générale de l'économie appelée *diathèse urique* parce qu'il y a tendance à la production exagérée de l'acide urique, produit de désassimilation incomplète des substances azotées. Goutte, gravelle et certaines dermatoses (érythèmes, herpès, etc.), sont les déterminations principales de la diathèse arthritique.

Dans la gravelle, qui seule nous intéresse en ce moment, on trouve à l'origine, alors que la maladie n'existe qu'en puissance, de l'acide urique en excès dans les urines. Un peu plus tard surviennent les dépôts de poussière rouge brique ou rouge plus vif. Ces dépôts sont formés d'acide urique et d'urates. Parfois, souvent même, ils ne déterminent aucune douleur. Parfois, au contraire, leur présence dans le rein occasionne de l'engourdissement, de la pesanteur dans la région rénale et même quelques douleurs légères partant du rein et descendant à la vessie en suivant le trajet de l'uretère. S'il y a douleur vive, c'est qu'il s'agit d'un calcul ou d'un petit gravier et que le malade a dépassé la gravelle.

Comme on le voit, tout se réduit à peu de chose, symptomatiquement. L'état général n'est pas troublé. Il est plutôt florissant, parfois même trop florissant.

La gravelle urique fait si bien partie du bagage héréditaire de l'arthritisme, qu'on l'observe fréquemment chez des enfants issus de parents goutteux ou graveleux. Plus tard, elle est la compagne assez fidèle de la goutte ; elle marche devant elle, ou avec elle, ou après elle. On la rencontre chez des personnes mangeant bien, mangeant trop, fatiguant peu physiquement, sédentaires souvent, ne brûlant pas, en un mot, tout ce qu'elles consomment. Leur budget se chiffre par un excédent des recettes sur les dépenses. Or, ce résultat est aussi déplorable en matière d'hygiène qu'il est désirable et excellent en matière de finances et d'économie privée ou publique. Il est cependant des cas dans lesquels des troubles dyspeptiques paraissent être la seule cause de la gravelle urique.

Tout le traitement de la gravelle urique tient dans le régime et l'hygiène et les eaux minérales alcalines. Celles de Pougues remplissent parfaitement l'indication thérapeutique dominante, qui consiste à prévenir la formation ultérieure des dépôts graveleux. Par leur action diurétique, elles entraînent, de plus, l'élimination de ceux qui sont emmagasinés dans les anfractuosités de l'appareil urinaire. C'est ce qui explique la surprise de certains graveleux qui, arrivés à Pougues avec un dépôt peu abondant, sont tout étonnés de le voir augmenter considérablement après quelques jours de boisson de l'eau minérale. Le lavage s'est fait; le stock est liquidé; et l'on a évité ainsi les risques et les douleurs de la colique néphrétique.

COLIQUES NÉPHRÉTIQUES

Quelques lignes me suffiront pour la colique néphrétique, tout ce qui a été dit à propos des coliques hépatiques pouvant s'y appliquer. Dans les deux cas, la douleur est le phénomène dominant; dans les deux cas, elle est eausée par un gravier qui doit s'éliminer à travers un conduit étroit et qui ne le fait guère sans entraîner des souffrances presque toujours vives, parfois véritablement atroces. Dans la colique hépatique, le gravier est formé dans le foie ou la vésicule biliaire. Dans la colique néphrétique, son lieu d'origine est le rein, son canal de passage douloureux l'uretère, son point d'arrivée la vessie. Tout n'est malheureusement pas fini alors, puisque le calcul devra être encore évacué par le canal de l'urèthre, ou que — s'il ne l'est pas — il augmentera généralement de volume dans la vessie et pourra devenir le centre de formation d'une pierre qui nécessitera, elle, une intervention chirurgicale toujours sérieuse, parfois très grave : la lithotritie ou la taille.

C'est ainsi que l'on peut aller, par des gradations successives, de la poussière urique fine du début à ces pierres énormes comme la collection Civiale de l'hôpital Necker en montre de nombreux échantillons. Et le mot fameux de Bossuet à propos de Cromwell est parfaitement exact : « Un grain de sable dans la vessie d'un homme, et la face du monde est changée ». Il est vrai que cela demande une vessie importante et très haut placée.

Tout ce que j'ai dit du traitement de la colique hépatique s'applique à celui de la colique néphrétique par les eaux de Pougues. Elles agissent surtout en s'opposant à la formation des calculs et sont encore plus indiquées dans ces cas, en raison de leur minéralisation moyenne, que les eaux à minéralisation forte, — celles de Vichy, par exemple, — qui exposent les malades à une irritation et à une inflammation des voies urinaires.

MALADIES DIATHÉSIQUES OU GÉNÉRALES

La goutte, le diabète, l'anémie et la chlorose sont les seules maladies diathésiques ou générales qui relèvent des eaux de Pougues.

GOUTTE

J'ait dit, à propos de la gravelle, que la goutte était, elle aussi, une des grandes manifestations de l'arthritisme, de la diathèse urique. Elle est, en effet, caractérisée essentiellement, au point de vue anatomique ou des lésions, par la présence en excès de l'acide urique dans le sang et par des dépôts articulaires ou péri-articulaires d'urate de soude.

Plus encore que la gravelle urique, elle est sous la dépendance de l'hérédité ou de l'innéité et d'une disproportion entre l'apport et l'usure de l'économie, entre les recettes et les dépenses. C'est, comme on l'a dit, une maladie de richesse.

On sait que la goutte s'attaque de préférence aux petites articulations, spécialement à celles du pied et plus spécialement encore à celles du gros orteil. Mais son influence se fait sentir à d'autres organes tels que le rein, les artères, le cœur.

Bien que la goutte affecte, dans les crises, souvent extrêmement douloureuses, qu'elle présente, les allures d'une maladie aiguë, elle est essentiellement chronique, — si chronique, qu'elle ne guérit à peu près jamais ; en ce sens, du moins, que quiconque a eu une attaque de goutte bien caractérisée sera toujours en puissance de goutte.

Les eaux alcalines représentent, avec le régime, le seul traitement sérieux de la goutte ; mais elles n'ont rien à voir avec les accidents aigus ou crises de cette maladie. Il faut même avoir soin de ne les employer, sur place notamment et sous forme d'une cure hydro-minérale, qu'en dehors des crises aiguës et à une distance aussi éloignée que possible de ces accès. Elles s'adressent essentiellement aux accidents chroniques de la maladie et agissent surtout en maintenant ou en rétablissant l'intégrité des fonctions digestives et urinaires, si fréquemment atteintes et perpétuellement menacées.

Or, il est de règle de voir des troubles dyspeptiques ou urinaires précéder les accès goutteux. On conçoit, dès lors, qu'en empêchant ceux-ci on barrera le chemin à ceux-là. En outre, elles s'attaquent incontestablement au fond de la maladie, c'est-à-dire à la prédisposition à la diathèse, qu'elles amoindrissent, qu'elles affaiblissent — sans la supprimer, je le dis franchement. C'est ainsi que nous voyons chaque année des goutteux, vieux habitués de nos sources, de moins en moins incommodés par leur goutte, grâce au traitement hydrominéral. Ils constatent souvent des différences sensibles d'une saison à une autre. Je n'ai pas besoin de dire que le régime doit venir en aide à l'eau minérale et qu'en dehors de lui il n'y a a jamais de salut.

DIABÈTE

Tout l'espace dont je dispose pour la partie médicale de ce *Guide* ne suffirait pas à l'exposition complète du seul diabète. Or, je dois me borner, en quelque sorte, à ce qui concerne son traitement par les eaux de Pougues.

Le docteur Lécorché, dont le *Traité du diabète* fait autorité dans la science, définit le diabète sucré proprement dit « une maladie habituellement chronique, sans fièvre, caractérisée par de la glycosurie, par de l'azoturie, par une augmentation de l'urine, de la soif et de l'appétit, par des troubles respiratoires, circulatoires et calorifiques, et pouvant se compliquer de manifestations portant sur le tube digestif, les voies respiratoires et les systèmes circulatoire, cutané et nerveux. »

De tous les symptômes du diabète, les plus importants sont ceux qui se rattachent aux modifications de l'urine, qui est généralement pâle, transparente au moment de son émission, d'une pesanteur spécifique considérable, fortement acide, riche en urée, rendue en grande abondance, et qui, surtout, renferme une quantité toujours considérable de sucre.

C'est précisément cette quantité considérable de sucre dans l'urine qui caractérise essentiellement la maladie. Certains diabétiques en rendent ainsi 300, 500 et même 1,000 grammes dans les vingt-quatre heures.

Après avoir été, pendant un temps plus ou moins long, d'apparence très florissante, la nutrition et la santé générales périclitent souvent chez le diabétique, qui passe ainsi insensiblement de l'embonpoint à la maigreur, du diabète gras au diabète maigre. Mais il n'y a pas là deux diabètes différents. C'est tout simplement la même maladie à deux périodes de son évolution.

C'est précisément à cette période d'amaigrissement, de troubles de nutrition, de cachexie diabétique menaçante et imminente que les eaux bicarbonatées calciques et ferrugineuses de Pougues conviennent plus spécialement, bien qu'elles s'approprient également à la période que l'on pourrait appeler florissante du diabète, et qu'elles diminuent alors la quantité du sucre urinaire, la soif et la sensation de sécheresse dont se plaignent alors les malades. Mais, je le répète, elles sont d'une efficacité remarquable et souvent exceptionnelle à cette période décisive et dangereuse du diabète où les fonctions digestives se troublent, où la nutrition baisse et où la cachexie diabétique est à craindre. Dans ces conditions, les eaux alcalines à base de soude — telles que Vichy — constituent pour le diabétique, de l'avis des auteurs les plus autorisés, un danger considérable en raison de l'affaiblissement qu'elles entraînent presque inévitablement. Sous l'action des eaux de Pougues, nous voyons au contraire les phénomènes dyspeptiques diminuer ou disparaître, l'appétit revenir au diabétique, les forces se relever. On sait, du reste, que l'eau de chaux fut une des premières préparations pharmaceutiques conseillées aux diabétiques par Willis, auquel revient l'honneur d'avoir introduit les alcalins dans la thérapeutique du diabète. Or, nous avons dit que l'eau de Pougues est une bicarbonatée calcaire ferrugineuse.

ANÉMIE

On dit souvent que le siècle dans lequel nous vivons méritera d'être appelé le siècle de l'anémie. La première moitié de ce siècle ne semble pas avoir mérité cette qualification, mais le troisième quart en est parfaitement justiciable et tout porte à penser que le dernier quart sera ce qu'a été le troisième : anémique.

Les causes de l'anémie sont, les unes pathologiques, c'est-à-dire relevant de maladies diverses, généralement chroniques, entraînant un appauvrissement du sang, les autres hygiéniques, ou plutôt, pour parler plus exactement, antihygiéniques. Les maladies anémiantes (scrofules, cancers, rhumatismes aigus, tuberculose, fièvres marémateuses, etc., etc.) ne sont ni plus nombreuses, ni plus agissantes que jadis, mais les écarts ou les erreurs d'hygiène (insuffisance, d'exercice musculaire et de vie à l'air, sédentarisme, veilles prolongées, surmenage du système nerveux, etc., etc.) augmentent chaque jour davantage les pâles contingents de l'anémie. « C'est la maladie à la mode », entend-on dire souvent. Il serait plus exact de dire que les habitudes à la mode sont à l'anémie.

Quoi qu'il en soit, sa caractéristique anatomique la plus générale consiste en une diminution du chiffre des globules rouges du sang. Sa symptomatologie peut se résumer en quelques lignes : pâleur du teint, décoloration des muqueuses (visible surtout aux gencives et aux paupières), essoufflement pendant la marche et surtout aux montées, palpitations, bruits de souffle spéciaux à la base du cœur et dans les vaisseaux

du cou, vertige, céphalalgie, perte ou irrégularité
de l'appétit, troubles dyspeptiques, pâleur des
urines, diminution des forces musculaires et de
la capacité de travail intellectuel, enfin désordres
nombreux du système nerveux. « Ce qui caractérise l'état du système nerveux dans l'anémie —
a dit avec infiniment de justesse, de concision
et d'à-propos dans les termes, mon très savant
maître, le professeur Potain — c'est le défaut
d'activité régulière qui le tient constamment dans
une sorte d'équilibre instable; c'est une excitabilité exagérée, jointe à une habituelle dépression
(*faiblesse irritable* des auteurs anglais) ».

Les eaux de Pougues conviennent admirablement au traitement de l'anémie; mais, pour ne
pas faire double emploi, je dois placer à la fin
du chapitre de la Chlorose ce qui concerne ce
traitement, le même dans les deux maladies.

CHLOROSE

Je ne saurais mieux caractériser cette maladie
qu'en empruntant le peu que j'ai à en dire à la
Clinique médicale, si justement appréciée des
médecins, de M. le Dr Noel Guéneau de Mussy.

Comme l'a dit ce clinicien éminent, la chlorose
est une anémie spontanée, c'est-à-dire qu'elle
ne résulte pas, comme l'anémie ordinaire, d'une
cause extérieure, d'une maladie antérieure ané-

miante. Elle est par elle-même, primitivement, non par autrui et secondairement.

Comme dans l'anémie, la déglobulisation du sang, la diminution du chiffre des globules rouges est la caractéristique anatomique fondamentale de la maladie.

Son nom lui vient de la couleur jaune verdâtre que présentent certaines parties des téguments. Elle est surtout fréquente chez les jeunes filles à l'époque de la puberté. D'où les noms de *morbus virginum*, *febris amatoria* que lui avaient, avec raison et avec un grand bonheur d'expression, donnés les anciens.

En dehors de certains troubles fonctionnels spéciaux, extrêmement importants, plus marqués encore dans la chlorose que dans l'anémie, mais sur lesquels je ne veux pas m'arrêter en raison de la nature de ce livre, les symptômes que j'ai indiqués à propos de l'anémie se rencontrent également dans la chlorose. Les trouples dyspeptiques et nerveux surtout sont plus marqués. La ténacité de la chlorose est également plus grande, en règle générale bien entendu, et en exceptant les anémies liées à une cause morbide que l'on ne saurait supprimer.

Pougues réunit vraiment tous les agents d'hygiène et de thérapeutique de nature à combattre avec succès la chlorose et les anémies : un climat extrêmement salubre, un air très pur, une configuration de sol qui permet de faire, sans fatigues marquées, des promenades charmantes et variées, la végétation et les senteurs vivifiantes des grandes forêts, de la distraction et du calme dans une heureuse proportion — ni trop, ni trop peu — toutes les ressources — admirables dans l'espèce — d'une hytrothérapie bien installée, et enfin ses eaux minérales digestives par excellence, ferrugineuses, répondant, par conséquent, aux deux grandes indications de l'anémie et de la chlorose : restaurer les fonctions digestives, toujours languissantes ou atteintes, relever le chiffre des globules rouges du sang.

Aussi voyons-nous chaque année, chez des anémiques et des chlorotiques, des guérisons on ne peut plus remarquables, que je me propose de mettre en lumière en temps opportun, en publiant les observations cliniques que je réunis avec soin et patience, depuis que j'exerce la médecine thermale à Pougues.

Maladies auxquelles les Eaux de Pougues ne conviennent pas

Ce chapitre peut très bien se résumer en deux lignes que voici : Il est inutile toujours, dangereux souvent, d'envoyer à Pougues les maladies dont je n'ai pas parlé (1).

Donc, les eaux de Pougues ne conviennent pas aux maladies du cerveau, de la moelle, des organes respiratoires et du cœur, de la peau. Elles ne conviennent pas davantage aux dégénérescences organiques — cancéreuses surtout — des organes qus j'ai indiqués comme relevant de nos eaux — estomac, foie, appareil urinaire.

---

(1) J'en excepte, évidemment, bon nombre d'affections de l'appareil génital — notamment chez la femme — dont je n'ai pas voulu parler dans ce livre, mais dont le traitement est fait depuis des siècles à Pougues et qui se lient souvent, du reste, à la dyspepsie, à l'anémie, à la chlorose, à l'arthritisme.

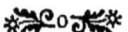

L'Embouteillage des Eaux de Pougues

Les cures opérées par les sources de Pougues ont fait à leurs eaux une exportation importante.

Réputation oblige ! C'est pourquoi il s'agit d'assurer la persistance de leurs propriétés médicales par la conservation de leurs principes minéralisateurs.

Le gaz acide carbonique se charge de cette besogne délicate. Lui absent, le fer et la chaux se précipiteraient. Il faut alors surveiller de près cet agent indispensable, mais subtil, l'emprisonner de surprise et le sceller fort et bien. Donc, trois précautions sont à prendre : embouteiller l'eau minérale telle qu'elle existe au griffon de la source, boucher hermétiquement la bouteille avant que le gaz acide carbonique s'enfuie, et veiller, enfin, à ce que ni le ventre, ni le goulot, ni le bouchon ne trahissent les sévérités de l'écrou par des fêlures ou des fissures.

Aussi sont-ce là les constantes et soucieuses préoccupations de l'embouteillage à Pougues.

Suivons-en minutieusement les opérations.

A deux mètres au-dessous du niveau de l'eau, dans le puits des sources, s'ouvre un tube en métal anglais qui traverse la maçonnerie, se recourbe et gagne — là-bas — un premier réservoir au fond de la crypte d'embouteillage. Par lui, l'eau minérale voyage telle qu'elle sort des entrailles de la terre.

Bon. Mais ce n'est point assez. Il faut qu'elle conserve en dissolution ce gaz acide carbonique toujours prêt à divorcer avec elle, toujours disposé au contact de l'air à prendre la clef des champs.

Pour cela, on commence à chambrer la partie la plus volage, celle qui monte des abîmes de la source et se hâte en bulles nombreuses vers la lumière et la liberté. Dans ce but, entre les parois du puits on abaisse, au-dessus de l'eau bouillonnante, un ample couvercle de tôle qui recueille et séquestre le gaz. Ce couvercle porte, dans sa partie supérieure, un conduit par lequel le prisonnier à son tour se rend dans un second réservoir de la crypte d'embouteillage.

Nous voici là avec l'eau minérale originelle d'un côté et un gaz cellulaire de l'autre.

Cette crypte est un profond et vaste puits carré, aux parois en pierre de taille jointoyées au ciment, et rappelant — sauf les cases — les *columbaria* où les Romains rangeaient leurs urnes cinéraires. On y descend par une roide échelle en fer solidement cramponnée au mur. Là-bas, c'est une complication de tuyaux, de robinets, de leviers, de machines, et un entassement de bouteilles vides, de bouteilles pleines, qui font parallèlement la navette — du haut en bas et de bas en haut — au moyen d'un ascenseur prudent.

Le gaz, sorti de son réservoir, vient par un tuyau particulier se resserrer dans une sphère creuse supportée elle-même par l'appareil à embouteiller et à boucher. C'est là que l'eau minérale arrive, toujours vierge de toute atteinte de l'air. Un tuyau de dégagement les saisit alors qui soudain plonge dans la bouteille jusqu'au fond. Le robinet d'échappement joue ; l'eau s'échappe et se précipite d'autant plus vivement que le gaz acide carbonique, amassé et concentré sous la calotte de la sphère, la presse et la chasse sans chercher autrement à s'immiscer avec elle. La bouteille s'emplit, le robinet se referme, et le bouchon, préalablement placé dans un entonnoir, sous un levier énergique, s'amincit et s'enfonce le long du goulot. — Tout ceci dure un cillement d'éclair. On n'entend qu'un bouillon et un grincement.

Les deux conditions exigées pour un remplissage sans reproche sont donc remplies : célérité vertigineuse sous la double pression de l'eau et du gaz, en même temps qu'absence relative d'agitation du liquide, injecté par le tube de bas en haut dans la bouteille.

La bouteille d'eau minérale sort alors de la crypte où elle a été si brusquement remplie et si violemment scellée. Elle passe en d'autres mains plus lentes et placides. Ces mains lui collent au flanc et au cou une large et une étroite étiquette blanche et rouge récapitulant ses vertus, constatant son état civil et son domicile patenté. Alors, comme une nouvelle née, on la coiffe de son béguin d'étain pour la défendre contre ses propres révoltes intestines et les tentatives étrangères du dehors. La bouteille n'a plus qu'à courir le monde. On la couche, emmaillotée de paille, à côté de ses sœurs, au fond d'un grand berceau commun en volige — pour l'expédier enfin à travers la France, l'Europe et au delà.

Ces eaux, ainsi traitées, peuvent se conserver intactes et indéfiniment.

Le magasin empile sans cesse une réserve énorme de bouteilles de Rive-de-Gier, et les ateliers fabriquent, sans repos, les caisses d'exportation.

L'Administration de Pougues — qui a souci de ses malades et ne cesse d'étudier ses eaux — collectionne et annote les bouteilles remplies par toutes températures, par toutes saisons et par chaque année, chaque mois, presque chaque jour. Elle tient à savoir parfaitement pour parfaitement appliquer.

Où donc le bon vieux temps ? — En ce temps-là, des voituriers charriaient l'eau dans des tonneaux, embouteillaient en route et à leur fantaisie, remplaçaient le manquant de la nymphe minérale par une claire et pure naïade, tripotaient, mêli-mêlaient, adultéraient si bien que l'autorité royale dut s'émouvoir.

Sur l'avis de M. Bouvard, premier médecin du roi et de Son Altesse sérénissime de Mantoue, surintendant général des Eaux minérales de France, le roi — le vingt-sixième jour d'aoust 1632 — fit publier une ordonnance. Cette ordonnance commandait « d'ores en avant — contre les tromperies des voituriers — de cacheter les dictes eaux de cire rouge, afin que ces eaux, étant parties fidèlement, les malades pussent jouyr des dons et grâces spéciales que Dieu leur a départies. »

Aujourd'hui, l'Administration n'a plus besoin d'ordonnance. Elle met intérêt, amour-propre et conscience à livrer irréprochables les eaux de ses sources. Aussi, l'exportation considérable et toujours plus étendue des eaux de Pougues témoigne-t-elle de leur sérieuse action thérapeutique et confirme, de jour en jour, leur si ancienne et universelle renommée.

DEUXIÈME PARTIE

A-PROPOS
ET
Avant-Propos d'Excursions

Nous signalons et détaillons aux buveurs et buveuses, baigneuses et baigneurs de Pougues, DIX-HUIT EXCURSIONS dans le périmètre de cette station.

Les unes sont courtes.

Les autres de moyenne durée.

Quelques-unes plus longues.

Nous entendons par excursions *courtes* celles que l'on peut faire facilement entre le déjeuner à Pougues et le traitement du soir, soit entre onze heures du matin et trois heures ou trois heures et demie du soir.

Les excursions que nous appelons *moyennes*

sont celles que l'on peut faire en quittant Pougues à onze heures précises du matin — de suite après le déjeuner — pour n'y rentrer qu'à quatre heures ou quatre heures et demie du soir, assez tôt cependant pour suivre le traitement du soir, qui est moins important et moins assujettissant que le traitement du matin.

Quant aux excursions *longues,* elles sont réservées plus spécialement : 1º aux buveurs ou buveuses qui, pour des raisons diverses, sont obligés, à un moment donné, d'interrompre pendant un ou plusieurs jours, leur traitement ; 2º aux malades qui, désirant prolonger leur séjour à Pougues un peu au delà de la durée moyenne d'une saison, peuvent, évidemment, consacrer une ou plusieurs journées à ces excursions de longue durée ; 3º aux parents, amis, touristes, visiteurs, etc., qui n'ont à perdre... que leur temps.

Les excursions longues, pour être faites dans de bonnes conditions, demandent que l'on parte sur les neuf heures du matin, afin d'aller déjeuner à l'un des arrêts indiqués et de rentrer à Pougues le soir, vers cinq heures et demie ou six heures, pour dîner. Comme on le voit, ces excursions longues permettent encore tout le traitement du matin. Il suffit seulement de le commencer un peu plus tôt, ce qui est toujours d'une bonne pratique.

Pour plus de commodité, le lecteur trouvera

au-dessous du titre de chaque excursion l'un des signes conventionnels suivants :

    E. C.   =   excursion courte;
    E. M.   =   excursion moyenne;
    E. L.   =   excursion longue.

Bien que les excursions courtes — et même quelques-unes des moyennes — puissent être faites aisément par des marcheurs passables dans le temps indiqué, nous supposons, cependant, que toutes les excursions sont faites à cheval ou en voiture. Nous ne recommandons les véhicules à âne — qui ont leur charme, surtout pour l'amusement des enfants et la tranquillité des parents — que pour les excursions courtes.

Nous ne voulons pas conseiller telle ou telle excursion plutôt que telle autre. Chacun, après avoir jeté un coup d'œil sur ce *Guide*, ira où le porteront son goût, ses préférences, ses convenances de séjour et de traitement. Ce que nous pouvons dire, c'est que toutes les excursions indiquées sont pittoresques, variées, instructives et écrites au point de vue intéressant de l'anecdote.

La forêt — le fleuve — la vallée — le manoir féodal — le château moderne — la vieille cité ducale ou abbatiale — la légende du moyen âge — les ruines — la collection — le xviiie siècle galant — l'usine — les monuments religieux, etc., etc., tout s'y rencontre.

Cuique suum. A chacun le sien !

Une carte-plan est annexée à chaque excursion. On y trouvera figuré l'itinéraire que nous conseillons de suivre, et simplement amorcés les routes ou chemins qu'il faut laisser de côté.

Les dix-huit excursions de ce *vade-mecum* du buveur et du baigneur à Pougues ont été étudiées, suivies pas à pas, notées au crayon place à place, et à trois, — nous deux, et un ami commun, M. Marcel Grimault, qui, — *si parva licet componere magnis* — nous a guidés et éclairés dans toutes nos courses aussi bien qu'il éclaira jadis, dans le glorieux escadron Franchetti, les avant-postes de l'armée d'un des habitués de Pougues, le brave général Ducrot. Il n'est pas jusqu'au chemin de ronde du donjon démantelé de Cuffy que nous n'ayons escaladé en nous hissant, tant bien que mal, le long des branches d'un grand arbre poussé dans les décombres.

Sur ce, je passe à nouveau — et pour ne plus la reprendre — la plume à mon ami Giron.

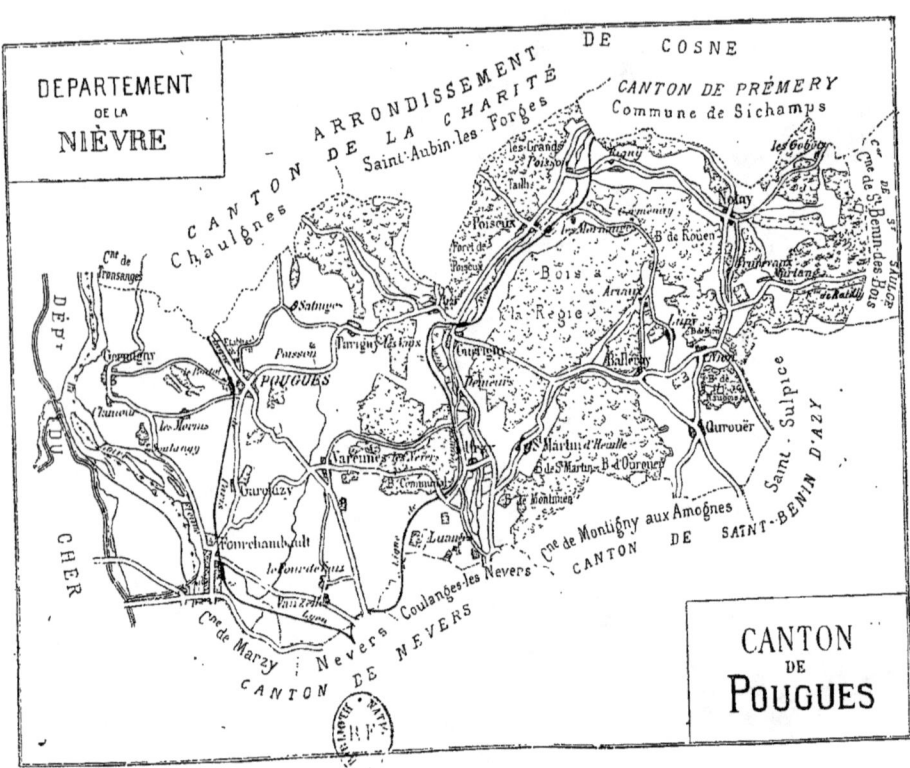

La Nièvre à vol d'oiseau

L E Nivernais s'étend dans la région centrale de la France, un peu du côté gauche, vers le cœur. Il a été décrété département de la Nièvre par l'Assemblée nationale en 1789. Elle semble avoir donné de son poing révolutionnaire dans la carte de France — ce gothique assemblage d'anciennes provinces soudées par le temps et l'histoire. La carte fêlée en mille endroits, — de ce qui restait circonscrit par les déchirures irrégulières on composa les départements. Chaque province laissa, de la sorte, un lambeau par-ci, un coin par-là. C'est pourquoi le département de la Nièvre est formé, lui, de l'ancien Nivernais, d'une partie du Morvan, d'un morceau de la Puisaye et de bourgs du Berry et du Bourbonnais.

Il se subdivise, administrativement, en quatre arrondissements : Nevers, Château-Chinon, Clamecy et Cosne. Là-dedans se carrent 25 cantons et dans ces 25 cantons se serrent et s'aménagent 313 communes épinglées des clochers de 366 églises ou chapelles. 339,917 habitants y vivent et y votent — ceux tout au moins que leur état civil déclare mâles et majeurs. Un évêque a ce troupeau d'ouailles à paître au nom de Dieu et mitre en tête, et un général cette 19° division à commander, — épée au fourreau et clairons sonnant, — au nom de la République française.

Territoire des Eduens et un peu des Senons avant la conquête romaine, le Nivernais fut — dit une tradition dont je ne garantis pas l'authenticité — apporté en dot à Clovis par Clotilde. Devenu catholique avec le roi des Francs, il aurait remplacé son collège de druides par un évêque. Érigé — ce qui est certain — en comté en 865, le Nivernais fut gouverné d'abord par des comtes; plus tard, par des ducs particuliers dont nous retrouverons à Nevers les noms et les illustrations. Le Nivernais comptait 32 chatellenies relevant de Nevers, leur suzeraine.

Le département est arrosé par la Loire, l'Yonne, l'Allier, navigables, l'Arroux et la Nièvre, flottables seulement, et par vingt cours d'eau au moins ayant quelque renom.

La rivière la Nièvre naît — comme une demoiselle de bonne maison — dans le parc d'un château. Elle se promène ensuite d'ici, de là, pour se jeter enfin, tout éplorée, dans le sein de grand'mère la Loire, où elle cherche l'oubli de ses égarements et de ses pretentaines. Un peu folle de ses eaux, elle avait coqueté avec Dampierre, Saint-Aubin, Uzy et Coulanges.

La Loire — baronne montagnarde — est le plus long fleuve de France et celui dont le bassin est le plus vaste. Elle attarde son cours aristocratique de 1,008 kilomètres à traverser des contrées superbes ou charmantes, à baigner des donjons légendaires, des châteaux historiques et de plaisantes villes. Elle sourd inconnue de son burg en pain de sucre, le Gerbier-des-Joncs — dans quelques maigres touffes de genêts et de bruyères. Elle peut être, à sa source, franchie sur un pont d'argent, — quatre pièces de 5 francs — selon le dicton de son berceau. En route, abordée par une foule de courtisans, elle grossit, s'enorgueillit et, comme les grands, devient grondeuse et fantasque. Elle a donc d'impétueuses colères et des débordements de flots. Si elle partage la France en deux parties, elle met généreusement en communication, par un canal, la Méditerranée et l'Océan. Elle rompt un angle du département de la Nièvre, puis longe sa frontière, séparant pacifiquement le Nivernais du Berry. Enfin, lasse de ses labeurs et de sa gloire, elle se dirige vers l'Océan; cinq phares illuminent et couronnent son embouchure, comme cinq fleurons impériaux. Née sous un étroit pont d'argent, elle meurt sou d'immenses ponts de pierre — arcs de triomphe.

La chaîne des monts granitiques du Morvan divise le département de la Nièvre en deux grands versants. Du nord-est, les eaux s'écoulent vers la Manche; du sud-ouest, elles s'épanchent dans l'Océan.

Ses montagnes se dressent empanachées de forêts de chênes, de hêtres et de charmes qui descendent couchés, comme de gigantesques cadavres, dans les flottages de l'Yonne. Ses coteaux s'arrondissent, emmantelés de vignes d'où coule en bouteilles certain petit vin blanc de Pouilly-sur-Loire presque célèbre; ses plateaux se déploient — pareils à des tartans bariolés d'or et d'émeraude.

Le département de la Nièvre est creusé de vallées resserrées et profondes où se tendent et glissent des rivières, ainsi que de longues courroies d'eau, donnant le mouvement et la vie à maintes usines, à de nombreux moulins. Sous leur force mystérieuse, tout se meut, s'agite, tourne, tressaute, martelle, forge, scie, moud, broie. Ce sont comme les palpitations tapageuses de l'active et vivace industrie qui met en œuvre le bois de ses hauteurs et le fer de ses profondeurs. Sur ses entrailles fécondes en minerais, ses riches pâturages nourrissent la remarquable race bovine nivernaise ainsi que les célèbres bœufs du Morvan et les moutons renommés par la finesse de leur laine et la délicatesse de leur chair.

La Nièvre possède deux climats à son service: à l'ouest, le climat océanique; à l'est, le climat continental. On lui reproche cependant certaines brusqueries atmosphériques, — un simple petit travers de caractère, sans durée ni importance. Il faut bien qu'elle pèche un peu par quelque endroit.

Ah! nous courons, nous autres Français à l'esprit frondeur, au naturel cosmopolite, à la badauderie frivole, chercher loin, fort loin, des contrées à admirer, à exalter, à habiter. Il serait si facile de regarder chez nous et autour de nous! Les étrangers le savent mieux que nous-mêmes.

Quelle plus belle contrée — dans cette France si magnifiquement gâtée du ciel et de la terre — que ce département de la Nièvre! Il dissimule dans les gorges de ses montagnes et dévoile entre les éclaircies de ses forêts, des sites d'une expression douce et d'un pittoresque superbe. Des monuments civils et religieux de toutes les époques et de tous les styles se dressent encore, ici et là, comme de vigoureux arbres de pierre aux masses architecturales splendides, aux feuillages délicatement découpés.

Des ruines s'élancent de la crête des montagnes ou se campent au sommet des collines, — pages d'histoire et de foi aux légendes et aux chroniques desquelles la brise des nuits et les murmures de la Loire rendent la voix.

Maints châteaux modernes, maintes villas exotiques, habités par des familles hospitalières, font signe engageant de leur girouette.

Le passé féodal et monacal du Nivernais a la bravoure des fières épées et la sainteté des croix évangéliques. Les mœurs et les coutumes en ont gardé quelque singularité et de la poésie.

L'agriculture y prospère dans ses grosses fermes et l'industrie y monnoye dans ses forges ardentes, — rivalisant, l'une et l'autre, de leurs produits avec ceux de l'Angleterre fermière et de l'Angleterre manufacturière.

Enfin, si pénétrant dans le sauvage et mystérieux Morvan nivernais — le pays des *montagnes noires* au cœur de granit, des chênes superbes aux troncs noueux, des petits-fils des Huns d'Attila aux têtes carrées.....

Le docteur m'arrête subitement ici :

— Le Morvan, c'est évidemment très beau, mais beaucoup trop loin de Pougues.

Et me voilà ramené aux vertus câlines et alcalines de la Nymphe pougoise. Je m'arrête et conclus :

Pour qui veut et sait voir, admirer, apprendre, Pougues est situé dans une des régions françaises les plus belles aux regards, les plus merveilleuses à l'imagination et les plus douces au souvenir.

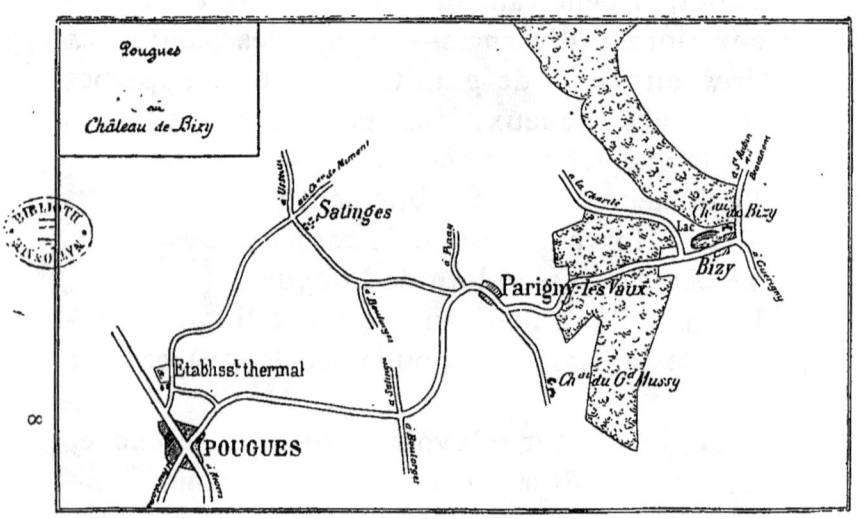

Première Excursion

E. M.

Parigny-les-Vaulx, 5 kil.; Bizy, 3 kil. 5. — Retour par
Parigny, 3 kil.; Satinges, 2 kil.; Pougues, 3 kil.

Au forum romain partaient, du *mille d'or*, toutes les voies de l'Empire. L'établissement thermal de Pougues sera notre *mille d'or,* autour duquel rayonneront toutes nos routes d'excursions.

C'est pourquoi, détachons notre premier coup de fouet devant la grille de la station, et roulons des quatre roues. Il s'agit de nous débrouiller préalablement de cette poignée de maisons composant le hameau de Bourg-neuf, et d'emboucher ensuite franchement la route de Fourchambault à Guérigny. Alors, 1° sautez par-dessus la colline de Pougues; 2° laissez, à gauche, le domaine de Poisson — *de piscibus,* comme dit le censier du chapitre de Nevers; — et 3° regardez devant vous.

Là-bas, à raz de champs, à mesure que l'on dévide du chemin derrière, se dresse un énorme bonnet pointu. Le bonnet sort de terre, il monte, s'allonge. — Ma foi! c'est un clocher, — le clocher à trois baies de Parigny-les-Vaulx — *in vallibus,* dit à son tour la *Gallia christiana.* Sous le bonnet, le visage se montre enfin ; un visage avec deux trous d'yeux et un trou de nez — sans bouche aucune. Si la cloche sonne en ce moment, l'illusion complétera imperturbablement la métaphore, et vous conviendrez, comme moi, que le clocher parle du nez.

Le vaisseau principal de l'église de Parigny est accoté d'un collatéral à croupe moins élevée, comme si une église plus jeune se fût glissée le long de la plus vieille, reposant fraternellement toutes deux leur tête sur le même chevet. Ce corps d'église semble ne battre ainsi que d'une aile. L'autre aile n'a jamais existé, à moins qu'elle ne soit restée dans la bataille des siècles. Pauvre église estropiée! Sur une coupole romane, au fond du modeste bas-côté s'assied le clocher.

Le portail n'est qu'un débris de façade plus importante. La nef principale — la moderne assurément — comme celle de nombreuses églises du Nivernais champêtre, n'a pour voûte qu'une espèce de gigantesque huche de bois retournée et enfarinée.

A gauche, dans un coin remparé, comme une étroite concession de cimetière, par un carré de balustrade en fer, s'étale contre la muraille un autel consacré à la Vierge. Une madone, peinte sur un fond vert de mer, lui sert de retable. Cette chapelle appartient aux comtes de Berthier-Bizy, dont le château est proche. Une inscription à la mémoire d'un défunt de cette famille, un modeste écusson peint mais dissimulé en 93 par une découpure en papier : voilà tout. Cependant, au-dessus de la grille, une verrière blanche épanche de la lumière crue. Au milieu se trouve enchâssé un feuillet de vitrail en grisaille du XIVe siècle. On dirait, en effet, l'enluminure déchirée d'un missel et épinglée sur ce vulgaire transparent. Le dessin est naïf et le sujet curieux. Un archer debout, arc bandé et tendu, va lancer une flèche — je ne sais où; devant lui, un clerc à genoux attend — je ne sais quoi. La perspective est d'une ignorance délicieuse.

Les anciens registres curiaux sauvent, souvent, plus d'une épave de chroniques ou de coutumes. J'en feuillette un ici.

Tiens ! Il paraît qu'au XVIe siècle une gracieuseté de bon voisinage entre curés était de venir baptiser dans l'église du confrère quelque petit paroissien à soi. Détail de mœurs intéressant !

Tiens ! En 1618, messire Eustache du Lys, évêque de Nevers, dans sa visite pastorale à Parigny, ordonne que « ceux enterrés dans l'église payeront, pour les grands corps 16 sols, et 8 sols pour les petits ». Ce tarif a quelque piquant.

Tiens!.. En baptême, un enfant recevait fréquemment deux parrains et deux marraines, et je trouve beaucoup de Berthier de Bizy baptisés dans cette église à la chapelle de Sainte-Royne.

Refermons ce registre et sortons. — Singulière église, avec un morceau de portail, un morceau de bas-côté et un morceau de vitrail, comme une statue vénérée de sainte à laquelle on aurait coupé un bras, tranché une joue, crevé un œil, — et miraculeuse quand même!

Quittons Parigny-les-Vaulx. Sur la gauche, une côte se présente à gravir et qui abaisse de plus en plus par la perspective, dans un attenant de 300 hectares et un massif d'arbres, l'agréable et moderne château de Mussy.

Cette terre fut achetée à la famille Gascoing, il y a plus d'un siècle, par Bernard Gondier de Craye, échevin de la ville de Nevers, à la famille duquel elle appartient toujours. La perspective du château ne dépasse pas l'étendue de son vol du héron, d'où nous pouvons, le long de la montée, — tirer une bonne leçon : c'est de ne jamais voir au delà du chez soi et du à soi, — pour n'envier rien ni personne. Outre cette leçon de saine philosophie, la vallée de Mussy renferme des écrevisses nombreuses et renommées.

Des baigneurs qui seraient bien avec les dieux de Mussy y pourraient peut-être hasarder leurs loisirs et leurs balances.

La côte a été inconsciemment gravie et nous dévalons — deux kilomètres — dans un bois taillis abrité de chênes en parasols : la Giranderie. Les chênes n'ont point, dans ces pays de vallées, la conformation des chênes de montagnes. Là-haut, ils sont trapus, rugueux et ramassés dans leurs branches ; leur aspect est rustique. Là-bas, ils sont élancés et ils étalent leurs rameaux en affectant de plus grands airs.

A la sortie des taillis, un vaste miroir azuré brille, tombé à plat dans un fond de verdure. C'est le lac où le château de Bizy, dans ses touffes de superbes Blancs de Hollande, reflète ses silhouettes et sa façade xviii° siècle.

Le sans-gêne de la nature l'a, par un coin, envahi de plantes aquatiques. Un pan de la prairie semble être descendu se baigner dans le lac. Ce lac a précisément ce qui doit compléter sa poésie; ici et là, sur ses bords, quelques saules vaporeux, quelques soucieux sapins, une barque. Quant aux réalistes pantagruélistes, ils n'ont — pour leur bonheur — qu'à regarder nager et pagayer dans les eaux les tanches, les carpes ou la progéniture de certains brochets invraisemblables dont la table du comte se souvien encore.

Le château de Bizy avait jadis autour de lui

des cheminées de forges dans sa dépendance. Elles sont éteintes, et tant mieux! Elles auraient outrageusement mâchuré la riante façade et les fraîches pelouses. Le château actuel, entre ses deux ailes et sous son campanile, avec son parc à boulingrins coupés de bosquets, date du siècle Louis quinzième. Avant celui-ci, un château-fort à défenses et réticences, — tours et pont-levis, — se dressait, peu commode, construit par Pierre de Berthier, acquéreur en 1492 de la terre de Bizy.

Moi, je préfère le château moderne et son salon de luxe, mais de goût, et ses vieux portraits de famille, présents un peu partout dans les appartements. Cette vie commune des ancêtres morts et des petits-fils vivants est pleine de ublimes piétés et de précieux exemples.

Transformons ce château en musée de peinture. Arrêtons-nous en face de quelques-uns de ces portraits, — où nous retrouvons des souvenirs tragiques et d'aimables réminiscences.

Voici le portrait du chancelier Anne du Bourg (1530), — un des grands-parents des de Berthier-Bizy. Il est là sévère et ferme tel qu'il le resta le jour où il fut « condamné comme héréticque, sacramentayre, pertinax et obstiné, à estre pendu et guindé à une potance plantée en la place de Grêve ». Échantillon des farouches aveuglements des luttes religieuses. — Saluons et passons!

En face, sur un portrait de jeune homme d'une beauté particulière et dans l'habit et le gilet à plastron Robespierre, on lit : *Peint par Suvée, à Saint-Lazare, le 19 thermidor, l'an II de la République et le dernier jour de sa captivité.*

Le peintre Suvée, peintre du roi et directeur de l'école de Rome, était détenu à Saint-Lazare en 1794 avec Roucher et André Chénier et maints ci-devant parmi lesquels M. de Berthier-Bizy. C'est à Suvée que l'on doit le seul portrait connu d'André Chénier. Il le peignit huit jours avant l'exécution. Ce portrait du poète porte aussi cette inscription : *Fait à Saint-Lazare le 29 messidor an II.*

M. de Berthier-Bizy fils aîné est peint dans la campagne entre quelques pampres de vigne, avec des lointains, de l'air, comme un désir ou un pressentiment de cette liberté où leur âme se complaisait.

Le peintre et ce modèle-ci sortirent ensemble de Saint-Lazare. Cet élargissement était le dénouement. Mais une autre grande toile, — de J.-B. Suvée peut-être, — représente le nœud dramatique. M. de Berthier-Bizy père avait un fils encellulé avec lui. Dans cette toile, le fils, au saut du lit, — en escarpins jaunes et gilet rouge, — tend à son père, assis à une table, un médaillon. Ce mouvement révèle un *fidéicommis* et une recommandation. Le père, se retournant, du dos de la main indique au jeune homme le livre ouvert devant lui, — et ce livre est le *Phédon* de Platon, *De l'immortalité de l'âme.*

C'est très sobre de ton, élevé de pensée, superbe d'effet et de vérité, — un peu théâtral peut-être, comme les arts et les discours à cette époque de perpétuel cothurne.

Je vous présente un portrait d'une rare distinction de dessin et de coloris, celui de M. Babaud de la Chaussade, le véritable créateur des forges de la Nièvre et dont une des filles avait épousé un de Berthier-Bizy. Figure extraordinairement intelligente, — la bouche et les yeux aiguisés par une extrême finesse. Le modèle est délicieusement posé, assis, un fusil entre les jambes et la main gauche haut le long du canon, tandis que la main droite s'allonge sur la tête d'un chien de chasse. D'élégantes dentelles soulignent la délicatesse de ces deux mains de race. Le vêtement est d'un bleu de lapis sans tapage.

Un portrait encore. La mère de M. de Berthier Bizy, à l'âge de cinq ou six ans. Immense toile contenant à grand'peine, — il semble, — les larges masses et les lignes solennelles d'un paysage académique. Sur le devant, une blondinette frisottée, en chemise, les pieds et les jambes chaussés des bandelettes croisées grecques, si à la mode alors. Elle retient dans un pan de sa chemise relevée un fouillis de fleurs dont quelques-unes ont roulé par terre, — comme il arrive, dans la vie, de notre riche moisson d'espérances enfantines. La chemise de la mignonne a spirituellement glissé de son épaule droite et laisse à découvert sa blanche poitrine avec deux petits boutons d'un rose tendre charmant.

C'est une idylle et un bijou que ce portrait. Emportons-en le souvenir. Prenons congé sans en vouloir étudier d'autres. Nous ne rencontrerions plus rien d'aussi frais et d'aussi adorablement charmant.

Cette arche de pierre-là, dans un bouquet d'arbres, c'est la chapelle avec un saint Hubert à genoux devant le cerf miraculeux, croix sur la tête. Groupe sculpté d'une remarquable expression.

Autour du château évolue et ondule le parc, combiné des deux éléments ordinaires — les bois et les pelouses. Retournons-nous pour saluer cette demeure d'antique et riche noblesse et de naturelle affabilité.

Revenons à Pougues par Pinet, Mimont, Satinges, — que nous retrouverons plus tard et pour leur compte, — ne regardant rien de plus autour de nous du luxuriant paysage nivernais, mais voyant — toujours — en notre souvenir la blondinette frisottée.

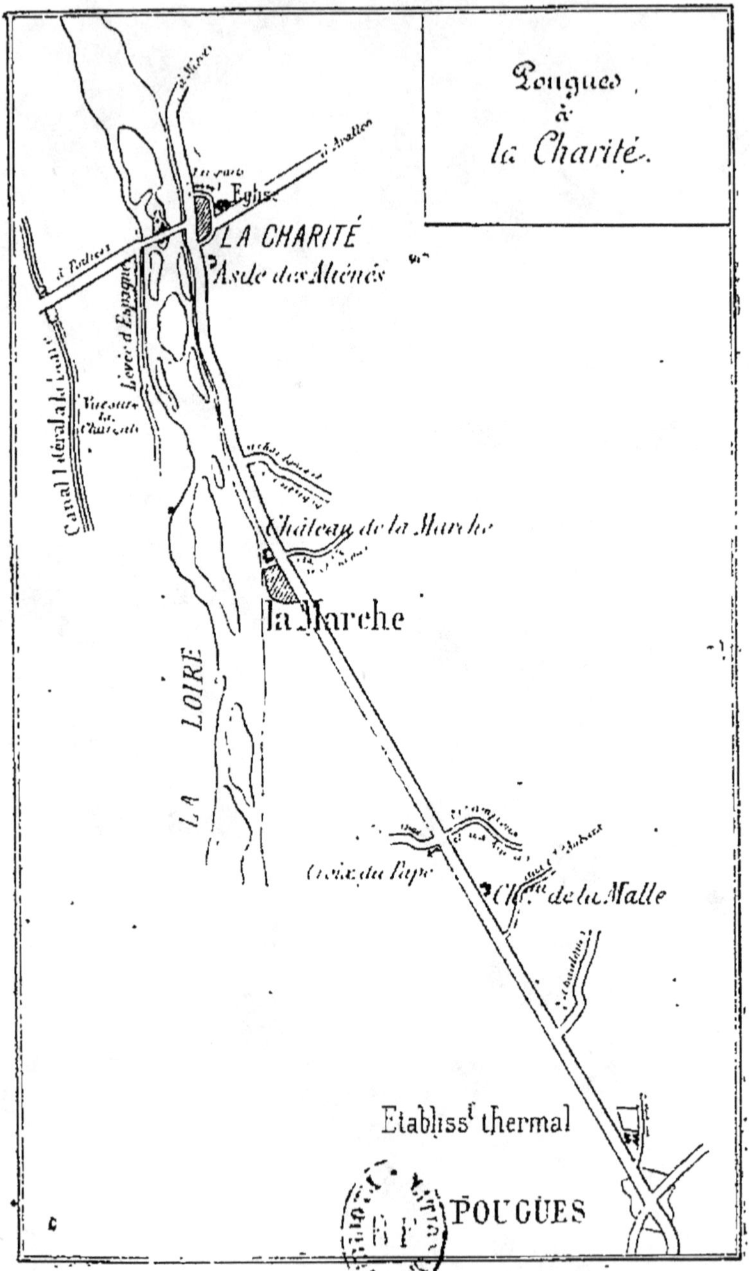
Pougues
à
la Charité.
LA CHARITÉ
Asile des Aliénés
Levée d'Espagne
Château de la Marche
la Marche
LA LOIRE
Croix du Pape
Chᵃᵘ de la Malle
Etabliss.ᵗ thermal
POUGUES

Deuxième Excursion

LA CHARITÉ

E. M.

Le Tremblay, 4 kil.; La Colonne du Pape Pie VII, 0 kil. 2.; La Marche (Château de M. Servois), 3 kil. La Charité, 3 kil. 5. — Retour par le même chemin.

La route de la Charité — pour passer — a rejeté, à sa droite et à sa gauche, les maisons de Pougues. Tournant le dos au bourg, suivons son long ruban, superbe entre deux rideaux de hauts peupliers d'Italie aux courtes feuilles frémissantes et de larges peupliers de Hollande aux feuillages délicats.

A droite, se présente un château avec clochetons élégants, aux combles ardoisés — Le Tremblay. Il s'élève à l'extrémité d'une pelouse; car la pelouse semble le vestibule obligé de tout château dans cette contrée d'herbe riche. Ce fac-similé féodal appartient ou appartenait au général de La Malle, un des agronomes les plus distingués de la Nièvre. Le maréchal Bugeaud a fait école ; on aime à suivre la charrue dans les sillons paternels quand on a poussé l'épée dans les rangs ennemis.

C'est un campement d'état-major que ce coin de terre-là. Voici encore sur la colline la grosse villa de Chazelle, à M. de Champ, ancien officier supérieur de cavalerie, beau-père du général Ducrot.

Sur la gauche, mamelonne le monticule de Tronsange, crêté d'un hameau, le Petit Varennes, — un seigneur devenu paysan. Au pied — comme une ruche dans les arbres — bourdonne Tronsanges, au XIIᵉ siècle fief de la châtellenie de la Marche avec une léproserie et une Maison-Dieu.

A l'angle du chemin de Tronsanges a été érigée une colonne en commémoration du pape Pie VII qui, sur ce coin perdu, un jour se reposa. C'est une page d'histoire toujours vivante. Relisons-la ensemble.

C'était au temps où Napoléon Iᵉʳ, ouvrant plus larges toujours les branches de son compas victorieux, se taillait en Europe un globe impérial aux ampleurs de sa main. Il avait, le 17 mai 1809, réuni à l'Empire les Etats pontificaux par un décret daté de Vienne. Le 1ᵉʳ juin, le pape répondait à ce décret par une bulle d'excommunication. Cette fulmination pouvait devenir le prétexte à Rome d'un massacre de Français. C'est pourquoi le général Radel et ses gendarmes escaladèrent le Quirinal au moment où le pape soupait avec deux poissons. — Il y a toujours au service de la force triomphante quelque Colonna prêt à donner de son gantelet de fer au visage des successeurs de Boniface. — Le général somma Pie VII de retirer sa bulle. Le pontife ayant refusé fut conduit prisonnier à la Chartreuse de Florence, puis à Alexandrie, à Grenoble, à Savone, d'où l'Empereur — craignant son enlèvement par les Anglais — ordonna sa direction sur Fontainebleau.

Or, cette route est bien la route d'Antibes à Paris. Arrivé à Tronsanges, Pie VII, mourant de fièvre et de soif, s'arrêta sur le chemin et s'assit sous un cerisier. Il but — là et seul — une simple tasse de lait, pendant que sa suite déjeunait dans une maison voisine.

Pie VII passa, mais revint à Rome, où il mourut à l'âge de 81 ans. Napoléon I*er*, à son tour, dirigé sur l'île de Sainte-Hélène, n'en revint pas et y mourut à l'âge de 52 ans.

Le cerisier à l'angle du chemin sécha et une souscription le remplaça par une colonne en pierre. Elle est surmontée d'une tiare avec une croix. Pie VII — *peregrinus et ægrotans* — dit l'inscription dans ces deux mots de douloureuse compassion. Mais, à côté, gronde soudain un lambeau de psaume qui, depuis 1800 ans, domine l'histoire de tous les martyres de la papauté : *De torrente in via bibet, propterea exaltabit caput.*

Continuons à suivre cette route où l'ombre du pape prisonnier n'a rien laissé d'elle dans la poussière.

Aujourd'hui — contraste! — j'ai rencontré un groupe de ramoneurs de huit à dix ans, noirs de peau et de haillons, et des pieds à la tête, — de vrais grillons des champs d'été.

Avec leurs beaux yeux d'émail bleu et leurs bonnes lèvres de corail rouge, ils avaient l'air triste et doux, ces pauvres petits traîne-chemins et racle-cheminées, et ils étaient drôles, si noirs dans ce frais paysage si vert !

A droite, ici les bois du Battoir ; là-bas, à gauche, la Loire retrouvée et le Berry aux lointaines processions de peupliers. La Loire, insensiblement, se rapproche de la route, qu'elle semble barrer bientôt au bas d'une descente. Dans la perspective, large fossé d'eau. La tour de Sancerre pyramide au delà.

Cette grosse tour — dernier débris de l'ancien château des comtes — persiste sur ses 130 mètres de montagne et dans ses vignes. Du haut de son plateau inaccessible, l'inexpugnable place forte commandait le val de la Loire et le fleuve lui-même. Elle guerroya, fort et ferme et longtemps, dans la guerre de Cent Ans et les guerres de religion. Aujourd'hui — ses murailles disparues — les arbres empanachent ses remparts; et sa tour, seule encore debout et boudant au présent, dénonce l'antique batailleuse.

En descendant vers la Loire, au bas de la route, — la Marche. Le mot Marche signifie frontière, et ce lieu marquait, en effet, la limite du pays des Eduens et de celui des Sénons ; plus tard, du diocèse d'Autun et du diocèse de Nevers.

En 1056, Reymond, seigneur de la Marche, houspillait roidement les moines de la Charité qui y avaient détourné le commerce de la Marche. L'évêque d'Auxerre, Geoffroy de Champallemand, vint au secours des pauvres religieux en leur envoyant, comme palladium, la tête et le bras droit de saint Jovinien. Les Bénédictins marchèrent ainsi contre Reymond, qu'ils vainquirent. Le malheureux sire, fortement saigné à la tête et pris de repentir, demanda à trépasser au milieu des moines. Vieille conclusion toujours nouvelle.

La seigneurie de la Marche fut vendue au comte de Nevers par le comte Jean de Brienne à son départ pour l'Orient, — un vrai personnage des romans de chevalerie. Marié par Philippe-Auguste à Marie, fille de Conrad de Montfort et héritière du royaume de Jérusalem, il se rendit en Terre Sainte et se fit sacrer roi devant la ville de Tyr. Il lutta, pendant de nombreuses années, contre les Sarrasins et, fort âgé, fut enfin appelé par les barons français à Constantinople pour prendre possession de l'Empire latin.

Le château de la Marche, sur sa motte de terre à Jean de Brienne, a été remplacé, au pied du monticule, par une belle villa italienne à M. Victor Servois. La Loire en marge les grilles et les jardins. A l'extrémité de la murette de clôture, un balcon circulaire en encorbellement permet de suivre le cours du fleuve dans sa lente et large majesté. Au milieu de la Loire, une île, allongée entre les deux courants, attend les soleils couchants pour se montrer dans tout l'éclat splendide de ses teintes vertes et de ses vapeurs d'or. A droite, la Charité accentue déjà ses profils sévères.

Nous avons encore à parcourir 4 kilomètres de bord de Loire. Un semis d'îles repose les regards avant qu'ils saisissent, sur l'autre rive, le château de Charnay, au comte de Passy, et celui de la Chapelle, à M. Paignon. — A droite de la route, le hameau de Munot.

Enfin, l'île de la Charité émerge du fleuve, — un navire avec sa proue tranchante de moellons — coupant l'eau à contre-courant. Un pont de trois arches en fonte — le présent industriel — la rattache comme un câble-chaîne au Berry, et son vieux pont de dix arches en pierre à contrepiles — le moyen âge maçon — la relie à la Charité. Cette île est bordée de maisons pressées et leurs toits s'escaladent à qui mieux mieux.

La voiture a cependant bien raccourci du chemin, et ce vaste établissement neuf, à droite, est un asile d'aliénés.

Aurait-il la prétention, dans ces six pavillons, d'avoir en six folies délimité les détraquements de la cervelle humaine ?

Un quinconce de tilleuls s'avance à angle aigu — la place de la Misère. Cette dénomination lui vient-elle de ce que les gueux, sans feu ni lieu, y logent au soleil et y dorment au clair de la lune ? D'un côté de cette place, la route fourchue s'engouffre à droite dans la Charité et, à gauche, borde le quai. C'est celle-ci que nous suivrons. Mon intention est de vous faire passer le Pont-Vieux, l'île et le Pont-Neuf et de remonter en Berry un kilomètre de la levée d'Espagne afin de photographier d'un coup d'œil d'ensemble la Charité, à laquelle ses remparts édentés masqués de lierre, ses pans de murailles à arcatures aveugles et ses lambeaux d'épaisses tours forment sur la colline une enceinte sombre, mais imposante. La ville, de là, se masse en une chevauchée de logis, de pignons, des guettes sous des caparaçons de tuiles et d'ardoises. Ce tumulte immobile d'arêtes et de faîtes moyen âge est dominé par deux clochers et l'église Sainte-Croix.

Repassons le pont de fonte, l'île et — avec sa pyramide sans style et sans histoire — le pont de pierre au bout duquel un clocher louche d'un gros œil de cyclope, le cadran de son horloge.

En ces cités mortes, il faut — pour s'intéresser à elles davantage — évoquer la vie, c'est-à-dire leurs passions et leurs combats qui, sous d'autres formes, agitent l'âme humaine et toujours les mêmes. Galvanisons donc une heure la Charité, et remettons-la debout sous son harnois de bataille et sa chape de chœur.

En 1052, saint Hugues — de discipline sévère aux moines et fervent de sciences et belles-lettres — était abbé de Cluny. Il envoya quelques religieux fonder un monastère sur les bords de la Loire, à Séyr. La première floraison de ces transplantations monacales est l'église. Aussi l'église de Séyr commença-t-elle à monter, magnifique de conception et merveilleuse d'exécution. En 1107, le pape Paschal II, alors en France, la consacra, telle que, sous l'invocation de Notre-Dame et de Tous les Saints ; — puis le xiie siècle, le xiiie, le xve, le xvie et le xviiie continuèrent à y travailler sans l'interrompre ni la finir jamais. Le pape Paschal avait affranchi les terres qui environnaient le monastère. Cet affranchissement et l'aumône y attirèrent nombre de manants et des pauvres par nuées. Ces derniers foisonnaient des quatre points de la misère et se disaient entre eux : — *Allons à la Charité des bons pères!* La ville en prit le nom. En ce temps, à l'ombre des abbayes, les hommes s'abritaient et les cités se formaient. La Charité prospéra et arbora, pour armoiries, trois bourses liées sur champ d'azur. Elle essaima à son tour et de tous côtés — en Angleterre, en Portugal, à Venise, à Constantinople. 400 communautés relevèrent bientôt de son autorité. Elle eut, elle, jusqu'à 200 moines dans les stalles de son chapitre.

En 1173, Guy, comte de Nevers, céda la ville aux religieux de Saint-Benoît contre 500 marcs d'argent destinés à payer sa rançon au duc de Bourgogne. La noble dame de Nevers — en bonne ménagère — exigea son droit *d'épingles*, qui furent un cheval de grand prix et dix vases d'argent.

Dès lors, le Prieur, seigneur temporel de la ville de la Charité, y exerça toutes justices, et la ville eut son grenier à sel dont relevaient quarante et une paroisses. Elle devint éminemment riche et puissante. Les revenus du prieur étaient de 24,000 livres.

Chaque année, à la fête de la nativité de Notre-Dame, — les Amognes, territoire fertile en souvenirs d'anciennes redevances, envoyaient au prieuré une charrette ornée de verdure, chargée d'une mine de froment et tirée par quatre taureaux. Quatre jeunes filles les conduisaient, accompagnées de vingt-cinq paroisses avec croix et bannières. Les jeunes filles étaient régalées, les taureaux menés aux écuries et le blé monté aux greniers.

Ainsi rentée, la Charité protégea les sciences

et les arts. Elle appela des ouvriers imprimeurs italiens bien avant que Nevers se doutât de la découverte et leur fit imprimer une *Coutume du Nivernois* et un *Missel romain*.

Mais elle subit le sort de toutes les prospérités. Les querelles éclatèrent au dedans et les luttes l'assaillirent du dehors. J'en citerai deux exemples :

Au dedans. — Les dignités ecclésiastiques révélaient de subites vocations religieuses chez certains grands seigneurs ambitieux. C'est pourquoi, Godefroy, frère d'Hervé, duc de Nevers, se fit — par intrigue — nommer Prieur de la Charité-sur-Loire. Dans sa chaire abbatiale, aussitôt il rêva de s'affranchir de l'abbaye de Cluny, dont la Charité portait cependant le titre de *Fille aînée*. L'abbé de Cluny accourt. Les moines se retranchent dans leurs clochers et leurs combles bondés de flèches, d'arcs, de balistes, de pierres, et le couvent, en une nuit, devient une forteresse. L'abbé de Cluny est accablé de projectiles, et son cheval quatre fois blessé. Le pape délègue alors des évêques; on leur ferme les portes. Le roi envoie enfin un corps d'armée, contre lequel les moines se présentent en vêtements sacerdotaux, — crucifix, reliques et *Corpus Domini* à la main. Les hommes d'armes ne s'en soucient, tombent sur les religieux et pillent le monastère. La fille aînée de Cluny, ainsi ramenée à de meilleurs sentiments, se remit en oraison sous la crosse d'un nouveau et plus évangélique prieur, Guillaume.

Au dehors. — Sa position forte sur la Loire, clef du Berry et de la Bourgogne, en fit la première convoitise des étrangers ou des partis à toutes les époques. Aussi, bien que monacale, la Charité se mêla à toutes les guerres et se montra tour à tour et avec ardeur, bourguignonne, française, catholique, protestante, ligueuse et frondeuse. Elle eut ainsi à subir de terribles revanches s'engendrant l'une l'autre. Elle en sortait toujours plus meurtrie dans ses édifices et plus mortellement navrée dans ses défenseurs.

Après la conjuration d'Amboise, un dimanche matin, pendant l'office, un lieutenant huguenot se glissa dans la Charité et, à travers les temples, ses trois compagnies se ruèrent, pillant, volant, tuant, fouillant les châsses et les tabernacles des deux mains et broyant sous leurs pieds les hosties et les reliques.

Après la paix de Saint-Germain, à son tour la compagnie italienne de Ludovic de Gonzague surprit la Charité, égorgea les calvinistes et se précipita au logis de l'échevin Jean Loguerat, blessé d'une pistolade et tombé sanglant aux pieds de sa femme catholique et enceinte. Cette malheureuse défendait son mari avec un crucifix. Dagués tous deux, leur fille est violentée sur place, puis immédiatement forcée de *contracter mariage* avec l'un des meurtriers, en présence des deux cadavres chauds et saignants sur le carreau.

Les guerres interminables, les vastes incendies ruinèrent donc petit à petit les monuments de la Charité et sa superbe église mutilée par le XVIᵉ siècle est achevée par 93.

Dans la longue et brillante liste des prieurs de la Charité, je ne relèverai parmi les derniers que quelques noms. En 1630, Alphonse Duplessis, frère du cardinal de Richelieu, et le cardinal-ministre conduisit Louis XIII passer à la Charité les fêtes de Noël. En 1664, Nicolas, fils de Colbert, quarante-deux ans prieur. En 1707, Constantin de la Tour-d'Auvergne, qui portait le blason des Turenne. Enfin, en 1757, — le dernier, — le cardinal de Bernis, sous-diacre de Viviers, comte de Lyon, commendataire de Saint-Médard de Soissons, archevêque d'Albi, ambassadeur et ministre des affaires étrangères du Roi de France, prieur à la Charité ; — à Paris, *Babet la bouquetière*, poète galant des miévreries, des fadeurs, des riens.

Les prieurs commendataires avaient paru avec l'apogée spirituelle et temporelle de l'abbaye. Les privilèges, la puissance, la richesse la comblèrent, l'enflèrent, la corrompirent — jusqu'au 13 février 1790, où un décret révolutionnaire supprima les vœux monastiques et les ordres religieux.

La Charité — c'était et c'est encore son église Sainte-Croix, ainsi dénommée de sa forme en croix latine. Sous ses lambeaux, le type le plus pur de l'architecture chrétienne des XIᵉ et XIIᵉ siècles.

Une ruine, mais une merveille. Il ne subsiste de l'église que le chœur et le transept et les premières travées d'un bas côté, avec une belle tour à l'extrémité. Autrefois, cinq portes donnaient accès à cinq nefs parallèles. Le ciseau avait créé, du haut en bas de sa robe, tout un monde symbolique ou ornemental rêvé par les mystiques extases et les capricieuses féeries de l'imagination. Ses chapiteaux — comme échantillon — sont d'une richesse et d'une variété inouïes. Je vous signale Samson terrassant un lion, — l'homme vainqueur du mal; une femme, les jambes enlacées par deux monstres, — le mal vainqueur de la femme.

Cette église s'ouvre au visiteur par un portail isolé—comme un frontispice de manuscrit découpé aux ciseaux. Dans ses gorges et ses voussures siégeaient des Saintes et des Vertus sous leurs dais magiquement sculptés. Il n'en reste que Sainte Barbe avec sa tour, que Sainte Catherine avec son épée. Du portail au chœur, à la place de la nef détruite, une cour, et, là, dans de gigantesques arceaux maçonnés de parpaing, se découpent quelques fenêtres de filles du peuple et chargées de pots de fleurs. Au rez-de-chaussée, sous les voûtes gothiques à robustes nervures, quelques boutiques sordides et des ateliers de tonneliers; — nids d'hirondelles dans les sommets, trous de rats dans les fondements.

La tour échelonne ses quatre étages inégaux

avec une baie cintrée, avec un rang d'arcatures à colonnettes et à pilastres alternés, avec trois baies gothiques superposées. Enfin, d'une corniche à modillons s'élance sa flèche d'ardoise.

Cette châsse de pierre est entourée de tronçons de bâtiments claustraux, corps de logis à pignon du xiii⁰ siècle, habitation du prieur avec d'élégants balcons à jour, tour octogone à joli portail gothique, construction pompeuse du xviii⁰ siècle, arceaux et passages, tourelles d'escaliers et poternes d'issues. Ce n'est plus qu'une confusion de constructions disloquées, rompues, séparées de l'ensemble du plan général et ne rendant plus que des syllabes architecturales, comme les syllabes coupées d'un bégaiement.

L'abbaye aujourd'hui est noyée par des maisons entassées, par des masures adossées à ses murailles, comme des gueux accroupetonnés aux murs d'un palais. Cependant, ici et là, elle se révèle par des angles fouillés, par des contreforts se haussant vers la lumière du ciel, par des portes ciselées et fleuries venant soudain, entre deux devantures de magasins, respirer l'air de la rue.

Quant à la ville, elle est ridée, elle est déserte, elle est triste. Ses ruelles étroites et tortueuses se composent de maigres façades basses, à deux étages à peine, et quelquefois interrompues par des logis majuscules coiffés de caractéristiques lucarnes. Tout cela a sauvé de son ancienne toilette un bout de dentelle de bois à l'oreille ou un modillon de pierre au corsage. Elle a conservé un certain grand air mystérieux et vénérable. On dirait une vieille chanoinesse, heureuse et belle aux jours d'antan, ayant retenu dans son costume et sa physionomie une sévérité pieuse qui sied bien aux restes de sa beauté et aux souvenirs de sa jeunesse.

Avant de quitter la Charité et d'en emporter quelques photographies, frappez, proche du quai, à la porte d'une blanche maison de campagne derrière laquelle s'étagent des jardins.

De là vous résumerez d'un rapide coup d'œil la ceinture qui serrait aux flancs la Charité. Sur son flanc gauche, *la Brèche*, déchiquetée dans son chaperon, escalade l'amphithéâtre. Sur sa crête, les murailles, drapées de lierres centenaires, plongent dans les fossés devenus potagers et laissent, à travers leurs échancrures, entrevoir les pointes de clochers, les croupes de logis et des plaques de la Loire. Sous le flanc droit, le long des remparts, quelques terrasses en retraite — anciens jardins du prieur — soutiennent encore deux tours massives, démantibulées, à trois étages de voûte et saignées d'arquebusières. Un chemin de ronde couvert circulait tout autour de la cité, où se coulaient, invisibles, les hommes d'armes. A chaque angle de la ville une maîtresse tour veillait et bataillait par ses crénaux et ses archières.

Dans cette enceinte formidable, l'abbaye possédait, de surérogation, son enceinte particulière — un pourpoint de mailles doublé d'une cuirasse.

Nous avons, aujourd'hui, poussé une excursion en plein moyen âge. Ces évocations du passé absorbent invinciblement l'attention et la pensée. Il faut ensuite comme un brusque effort pour s'arracher à cette ivresse morbide qui a quelque chose des torpeurs exhalées par les plantes vireuses des cimetières. Faites l'effort et regagnez Pougues par le même chemin. Le moyen âge, allez, est un fantôme, et je n'en sais pas qui hante étrangement comme lui !

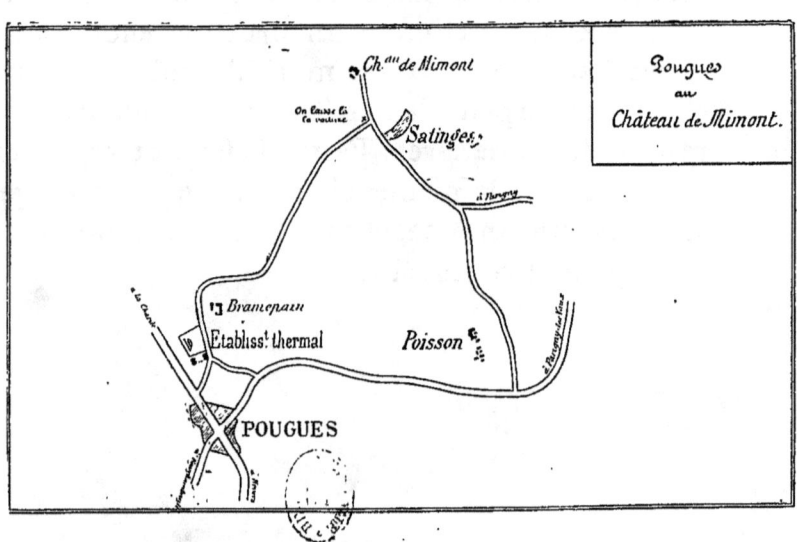

Troisième Excursion

CHATEAU DE MIMONT

E. C.

La Brammepain, 0 kil. 5 ; Satinges, 5 kil.; Mimont, 0 kil. 5. — Retour par Satinges, 0 kil. 5 ; Poisson, 3 kil.; Pougues, 3 kil. 5.

Derrière le *Casino*, — un chemin prend la clef des champs entre des haies d'aubépine et de ronces ébouriffées. Le Petit Chaperon rouge a dû passer par là — d'autant que la ferme de la Brammepain n'est pas loin, où — le nom le dit — Mère-grand attendait certainement la galette et le pot de beurre.

Là-haut — à droite d'abord, puis bientôt en face, — se profile une immense selle recouverte d'une housse de feuillage, avec son arçon et son troussequin, — l'un et l'autre reliés par une claire galerie d'arbres. En avant, dans l'ensellement, la blanche villa de Mimont, assise, joue à la châtelaine sur une haquenée. A mesure que l'on monte insensiblement, Mimont se laisse mieux détailler — et la housse se révèle bordée d'une broderie vert tendre en pampres de vigne. Sur l'arçon, — c'est un bois, au pied duquel le hameau d'Usseau; sur le troussequin, — c'est un parc, au pied duquel l'ex-paroisse de Satinges.

Maintenant que nous approchons, la villa dissimule avec une certaine coquetterie l'oreille gauche dans les ombrages de son parc. Pour arriver jusqu'à elle, il faut traverser Satinges, — heureusement éparpillé dans ses bosquets et ses vergers. Sur le seuil des portes, les villageoises vous regarderont curieusement passer. Prenez votre revanche en regardant attentivement leur coiffe nivernaise; c'est une sorte d'escoffion noir ruché d'une triple dentelle noire serrée et se retroussant en pointe au sommet de la tête. Montez toujours sous de beaux noyers et Mimont s'abaissera comme pour se mettre à votre portée.

Voici, en face, son sentier d'accès où vous vous engagerez.

Je vous conseille de suivre l'ordonnance que je vous rédige doctoralement : Gravir ce sentier à cheval, à âne et préférablement à pied; car il faut avoir l'esprit de s'attarder entre ces deux talus boisés dans le fond desquels on flâne sous la fraîcheur, dans la verdure, au milieu des oiseaux. Vous êtes en plein fouillis Gustave Doré, — dans une trouée montante, vaporeuse, emmêlée d'arbres entre-croisant leurs rameaux par les cimes, comme des amis qui s'embrasseraient à tour de bras des deux côtés de la vie. Leurs racines se manchonnent de mousse et leurs troncs s'emmantillent de lierre. Voici les aubépines aux grains de corail dont les fillettes perleront leurs cheveux ; voici les cytises aux grappes de fleurs dont les mamans se feront des repentirs. Je vous le répète, on entre dans un fusain tout de calme et de rêverie. Cependant quelques pétillants éclats de rire féminins seraient charmants là dedans, et je vous les conseille encore, pour l'amour du pittoresque et de votre gaieté.

On atteint enfin le paisible Mimont, — le bien nommé, — à 228 mètres au-dessus du niveau des flots tapageurs. C'est une maison très blanche, mais sans caractère aucun ni la moindre prétention. A quoi bon se pomponner quand on a pour soi un tel panorama?

A droite, — au dernier plan, — dans un lointain de lunettes d'approche, les tours de la cathédrale de Bourges, la ville de Nevers avec les monts d'Auvergne pour repoussoir ; en avant, le château Lanfernat, Varennes-lez-Nevers, le séminaire diocésain de Pignelin ; à la suite, Fourchambault avec ses gigantesques I de brique et son M en fer sur la Loire, — ses cheminées et son pont. En face, en deçà du fleuve, la colline et le château de Soulangy, la Loire par anneaux isolés se perdant vers la Charité. Au delà, sur son autre rive, le Berry — mer fuyante et indécise de verdure semée de blancs clochers comme des voiles d'argent au soleil, — avec une esquisse du donjon de Cuffy et, dans le retour de la courbe, une ébauche de la tour de Sancerre. La zone la plus rapprochée renferme le hameau de Pinet, Parigny-les-Vaulx et les montagnes du Morvan en horizon, Pougues, — son bourg et sa station, — le château des Coques sur la colline rivale, Chaulgnes, les forêts de l'État. A nos pieds, Satinges, Usseau, — pêle-mêle de cultures dans les branches, — déroulé de prairies, — envahissement de vignes.

Est-il un décor d'une aussi vaste portée et d'une aussi magnifique exubérance ?

Les vignes, hélas ! empiètent sur les bois. L'origine de ces vignes peut s'enorgueillir d'un vrai titre de noblesse. Quand l'empereur Probus s'en vint, — lui aussi, — prendre les eaux dans la Nièvre, ce fut pendant sa saison qu'il permit aux Gaulois de replanter la vigne arrachée par ordre de Dioclétien, et de la replanter partout où bon leur semblerait. Il sembla bon aux Gaulois un peu partout, — à commencer immédiatement par les coteaux éduens.

Ici, à Mimont, un petit vin, chauffé au soleil de tout le jour, acquiert quelque célébrité dans les concours régionaux où, — deux fois déjà, — il a dépassé d'une demi-longueur... de goulot les autres crus ses voisins et rivaux. Il est mi-sec, mi-doux, un peu taquin, mais au fond pas méchant, causeur et gai. Le propriétaire se montre jaloux de présenter aux touristes son blanc clairet ; car si l'un a bon esprit dans le verre, l'autre a cœur excellent dans la main.

Mimont date de 1624 avec les Gascoing de Demeurs. Il n'a d'histoire que les vicissitudes héréditaires vulgaires. En 1830, il fut acquis par M. Paul-Bernard de la Venne, comte de Choulot, chevalier de l'ordre royal et militaire de Saint-Louis, gentilhomme de la chambre et capitaine général des chasses de feu S. A. R. le duc de Bourbon. Depuis 1875, il appartient à la famille Baudiot.

Au fourré du bois de sapins et de genévriers est creusée, dans le calcaire, une grotte artificielle avec couloirs et détours sur lesquels s'ouvrent des terriers de lapins. O surprise ! non loin de ces trous prudents, parmi des noms gravés à la pointe, vous pourrez lire deux fois celui de M. Gambetta avec la date de 1869 et celle de 1871, Fort mauvaise plaisanterie d'un touriste irrévérencieux !

Pus loin, dans le taillis, un menhir blanc :

Ce bloc enfariné ne me dit rien qui vaille.

10.

Quoi qu'il en soit, il est situé sur un lieu haut dans les bois. C'est très celtique, cela. Et puis, dans la Nièvre, on en sait, et de parfaitement authentiques : *des pierres qui dansent* entre quatre demoiselles par les clairs de pleine lune. Pourquoi celui-ci ne danserait-il pas ? et avec les quatre demoiselles encore ? Heureux menhir !

En revenant vers le parc, — sous la garde et à l'ombre d'arbres solennels, — se dresse un mignon oratoire moderne sous le vocable charmant de Notre-Dame-des-Bois. Il a, dans son intention et dans sa tournure, certain petit air italien rempli de poésie et de réminiscence. M. le comte de Choulot, — qui l'éleva, — avait précisément fait la guerre d'Italie. Sur un des côtés de l'oratoire sont intaillés les noms de ses campagnes, ayant pour vignettes d'encadrement quelques armes exotiques, et pour cul-de-lampe un bénitier dont le godet est une moitié d'obus et la croix, deux rangées de biscaïens. La pensée et l'exécution de ce mémorandum forment un contraste très heureux et très philosophique. Cet oratoire s'abrite d'un auvent. Entre deux anges prosternés prie la Vierge.

Entrez dans le parc. Nouvelle ordonnance doctorale : Oublier que l'on est chez les autres et se perdre longtemps dans ces mystérieux retraits de verdure. On vous le permettra si volontiers que vous ne rougirez point de votre indiscrétion. Vous laisserez ainsi les heures s'écouler rapides, enchantées, dans des causeries aimables, des flâneries tranquilles, sous ces luxuriants ombrages bouffant à la brise comme de vertes tentures tramées de soleil, sur ces tapis gazonnés et constellés de fleurs qu'on dirait tapissés par d'invisibles doigts.

Lorsqu'il vous plaira cependant de repartir, — le sentier Gustave Doré se fera maintenant descente obligeante à vos bottines fatiguées. Redevenus tous voyageurs à quatre roues, vous tournerez subitement à gauche. Traversez le haut de Satinges pour gagner la colline en face qui semble pousser devant elle, — en bergère, — le troupeau des toits bleuâtres de Pougues. Ce flanc gravi, la croupe suivie un instant et l'autre flanc descendu, ne vous occupez aucunement, à droite, du hameau et de la route de Poisson; mais lorsqu'une croisière de routes se présentera, prenez la branche de droite qui revient directement à la colline. Repassez-lui sur le col, et — fouette, cocher, vers Pougues! — soit, sans vous détourner, pour débarquer sous l'église, soit, sur la droite, pour mettre pied à terre à l'angle du Casino.

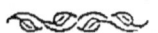

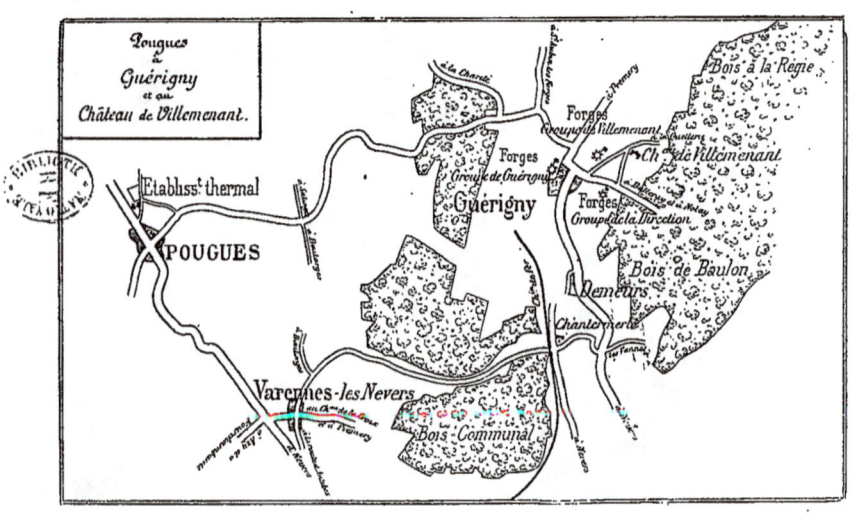

Quatrième Excursion

FORGES DE GUÉRIGNY — CHATEAU DE VILLEMENANT VALLÉE DE NIFOND

E. M.

Parigny-les-Vaulx, 5 kil.: Bizy, 3 kil. 5 ; Guérigny, 0 kil. 5 ; Villemenant (par les Forges), 1 kil.—Retour par Guérigny (route de Balleray), 1 kil. 5 ; Demeurs, 1 kil. 5 ; Le Greux, 1 kil.; Chantemerle, 1 kil.; Nifond, 1 kil. 6 ; Varennes-les-Nevers, 3 kil.; Pougues, 5 kil.

Revenons sur la route de Pougues à Bizy et sur les premiers feuillets de la première excursion. Route faite et feuillets lus, voici Bizy ! Vous reconnaissez — n'est-ce pas ? — son lac dont le bleu vous sourit et son château auquel vous envoyez un salut de la main, tandis que votre attelage s'engage, à droite, sur la route de Guérigny.

Guérigny ? — Nous le retrouverons dans une heure. Traverser la Nièvre, franchir la voie ferrée de Clamecy et suivre la route de Nolay jusqu'à l'entrée des bois, tel est notre itinéraire. Le temps de vous informer du hameau à droite — La Quellerie — et soudain, quelques pointes de tourelles se hérissent au-dessous de vous, comme un groupe d'aiguilles. On est vite descendu dans un joli fond de paysage où un·élégant château au cours de la Nièvre semble un médaillon retenu par un ruban aventureux. Oh! le ravissant manoir de Villemenant, contemporain de l'hôtel de Jacques Cœur à Bourges!

C'était, d'abord, un rude nid féodal à barons. Au XIVᵉ siècle, Jean de Vaulce, possesseur de la terre et haute justice de Villemenant l'accoutra de la sorte en seigneur de cour. Des Vaulce il passa aux d'Autruy, aux d'Anglure, aux Bréchard dont l'auteur était premier baron du Bourbonnais. Il arriva aux Lange, famille féconde en cadets et qui se réfugiaient, tous, dans la chevalerie de Malte, préférant les vœux sous la cuirasse aux vœux sous le froc. En 1750, il appartenait à Pierre Babaud de la Chaussade, qui, possédé du diable métallurgique, le transforma en forge et en arsenal. C'est ainsi que le roi Louis XVI l'acquit avec tous les fourneaux de l'industrieux La Chaussade. La Révolution lui démantela deux tours et lui en démolit deux autres en attendant que la Convention le confisquât. Depuis, le château de Villemenant est tombé de plume en quenouille.

Son corps de logis sur la cour a du magnifique personnage sous le manteau d'ardoise de ses combles, avec sa longue corniche, ses cordons de pierre et ses fenêtres à meneaux. Deux lucarnes (dont une seule épargnée) le coiffaient de leurs frontons écussonnés à fleuron entre deux pinacles fleuronnés.

Aux deux tiers de cette façade s'avance et monte une gracieuse tour pentagone engagée — à porte flamboyante fleurie de choux frisés. Elle se termine par un colombage carré maillé de losanges de bois, et s'effile en poivrière aiguë. A cette guette, on accède par un escalier tire-bouchonnant dans une coquette et légère tourelle d'angle — la tour des Papillottes — en encorbellement à la hauteur de la corniche et ajourée sur trois étages.

A gauche, dans la cour, plus rien de la chapelle qu'un entassement de pierres moulurées, mais brisées : — un fragment des armoiries des Lange avec deux anges (un calembour) tenant l'un une branche d'épine, l'autre une palme sur cette devise : *Hac ad illam* — par celle-ci à celle-là — par les épines terrestres à la palme céleste ; un débris de niche en coquille qui abritait, en 1646, une statuette de la Vierge, avec ces mots *Protectrix Angeli*. Encore le calembour !

La façade de derrière (xive siècle), aux murs de 1^m,50 d'embrasure, s'éclaire de quelques ouvertures irrégulières et rares, appuie ses angles sur deux épaisses tours rondes à meurtrières, en 1793 exécutées révolutionnairement de leur flèche. Ses deux coulées de pignon en squammes de pierre de taille se répondent sur le faîte par un ornement rappelant la barrette à houppe des chantres de Boileau. L'une de ces deux tours trempe dans la Nièvre, qui, jadis, inondait les fossés du château.

Dans la tour sur la cour, un escalier très large et très doux se monterait à cheval aisément comme celui des ducs de Bourgogne à Dijon. Il dessert les paliers des appartements, qui ont encore de la rude et austère simplicité des siècles passés. Une salle du 1er étage était autrefois pompeusement appelée la *salle de l'Ambassadeur* (d'un Lange ambassadeur en Suisse !). Il reste, çà et là, quelques puissants corbeaux de pierre où s'amorcent les énormes poutres, de vastes cheminées écussonnées à colonnettes, des plafonds à innombrables solives serrées, des couloirs étroits, aux portes basses, d'une ornementation sobre.

Enfin, les combles s'échafaudent sur une admirable charpente en chêne blanc, disent les uns ; — on ne l'a jamais su, disent les autres. Ses audacieux chevrons arqués ressemblent aux côtes d'un gigantesque navire en construction, quille en l'air. Cette disposition est d'une splendeur inouïe. Remarque singulière de la gracieuse cicérone : « — Dans ces charpentes, jamais une araignée n'a risqué sa toile; la nature de ce bois mystérieux en est la cause! » Cettte explication fantastique m'a séduit. Chers touristes, je vous pose le problème à résoudre en route.

Étrange destinée de ce château ! Au XIVᵉ siècle, il fut chevalier et guerroyeur ; avec le XVIIIᵉ siècle, il se transforma en forgeur et manufacturier; avec le XIXᵉ, il s'est fait logeur de pauvres gens. Dix-sept locataires se sont, en effet, mussés dans les salles du haut baron comme des souris dans les pièces d'une vieille armure.

Du château de Villemenant aux forges de Guérigny, on tire droit dans la vallée. Ces forges de la marine — gardées à la grille par deux obusiers et deux ancres — sont très curieuses à visiter. Guérigny est un établissement de l'Etat avec 900 ouvriers et un personnel d'*officiers*. Il se divise en trois groupes : Groupe de Villemenant, Groupe central, Groupe de Guérigny.

1º Groupe de Villemenant. — En entrant dans ses ateliers, nous entrons dans la fantasmagorie noire. De prodigieux et nombreux enchevêtrements de membrures en fer forment des antres reculés aux ténébreux lointains troués de fournaises rouges. Là, des chaudières créent cette âme puissante — la vapeur — partant donner la vie aux balanciers gigantesques qui se bercent, aux énormes volants qui tournent, aux implacables laminoirs qui reçoivent épaisse et rendent mince une motte de fer étincelant. Intérieur pittoresque de lignes et chaud de tons, où courent comme de noires fourmis affairées les ouvriers perdus dans ces immensités et ces machines. Sous la lumière terne du jour, il épouvante, avec ses mouvements et ses bruits ; sous les éclairages d'huile de goudron, la nuit, il revêt des aspects extravagants et des clairs-obscurs farouches.

Les fours, toujours allumés comme des volcans, ronflent, aux expirations continues des machines soufflantes, dans des tourbillons de charbons incandescents. Les pesants paquets de fer entrent majestueusement au bec des grues, dans ces gueules flamboyantes, et en ressortent sur des chariots pour se rendre aux laminoirs. Les plaques de blindage s'étoffent ainsi par paquets superposés, de même que toutes les pièces nécessaires aux cuirassés : étraves, étambots, manteaux de sabord, etc. C'est là que les ancres s'étampent, dans des matrices en forme de cœur, aussi facilement et promptement que de minces médailles pieuses.

Mais il faut à ces pénétrations de plaques et à ces étampages d'ancres la puissance formidable des pilons.

Le pilon se compose d'un Y colossal retourné et planté sur ses deux branches entre lesquelles — au moyen d'une clef de la vapeur — monte, tombe ou danse légèrement en l'air, comme au bout d'un caoutchouc, une masse effrayante de poids et de carrure. Machine terrible avec les masses de fer qu'elle écrase, délicate avec une noisette qu'elle casse ou une bouteille qu'elle bouche. Le choc ébranle — dans un retentissement sourd — du haut en bas, les ateliers et le sol loin à la ronde.

Du pilon passons — avec le fer — aux ajustages horizontaux ou verticaux. Deux burins avancent, tirés par une double vis parallèle avec une rigidité impitoyable, et laissent, au passage, d'épais frisons de fer. Ils se retirent ensuite, par un jeu de charnières, avec un mol abandon, et pour revenir mordre dans la pièce.

2° Groupe central. — Le château, ses jardins, ses avenues, ses ombrages ont été créés par M. Babaud de la Chaussade. Les bureaux y sont installés et les officiers logés. Les directeurs et chefs de l'exploitation ont les grades hiérarchiques de l'armée navale.

Rapidement, quelques lignes d'histoire. Guérigny, en 840, fut octroyé par un évêque de Nevers aux 60 chanoines de son chapitre. En 1638, Arnault de Lange acheta cette terre au Chapitre et y établit des forges. Leurs fers excellents furent recommandés pour les arsenaux par Colbert au marquis de Seignelay. En 1722, elles se vendaient à M. Masson, banquier à Paris, qui donna à Pierre Babaud de La Chaussade sa fille à épouser et ses forges à diriger, et mourut subitement. En 1742, M. le comte de Maurepas était ministre de la marine et M. de La Chaussade, son manufacturier. En ce moment, les forges de Guérigny, Frasnay-les-Chanoines, Villemenant, Demeurs, La Vache, Saint-Aubin et Cosne lui appartenaient. Pendant la guerre de l'indépendance américaine, il put fournir à tout le matériel de la flotte. Louis XVI — en récompense — acquit, moyennant 2,500,000 livres, toutes ces forges, en réservant au vendeur l'insigne honneur de les nommer de son nom : *Forges de La Chaussade.*

Dirigées successivement par le ministère des finances, par l'artillerie de marine, elles le sont enfin par le génie maritime.

3° Groupe de Guérigny. — C'est celui où se fabriquent les câbles dont les forges de Guérigny ont la spécialité pour la résistance et les **soudures,** comme elles ont aussi la renommée des chaînes **d'acier** sans soudures, — mais détachées, par l'étampage, **dans** un bloc. Ce merveilleux tour de force est admirable à voir exécuter autant qu'est intéressante la **formation** des câbles par anneaux, maniés rouges avec de **solides** forceps et fermés par d'intelligents marteaux.

Je suis sûr que l'ennui n'a pas un instant gagné mes visiteuses le long de cette explication, d'où j'ai écarté le vocabulaire technique. J'ai si bien vu, grâce au fils du directeur général, M. J. de Moras — un enfant par l'âge, un homme par l'intelligence !

❦

C'est égal, on éprouve le besoin — au sortir de ces antres de cyclopes — de retrouver la nature avec ses naïades dans les eaux et ses dryades dans les bois. Comme il fait bon regarder du vert et respirer de l'air ! Revenons alors par Nifond, en prenant la route de Guérigny à Nevers. Le hameau de Demeurs ! — Passons. La vallée de la Nièvre, riche et charmante à la fois ! — A bientôt. Le Greux, d'où se découvre, à gauche, le château des Bordes ! — Prenons à droite. Descendons et franchissons la Nièvre sur deux ponceaux dans les prairies.

Silence ! Nous pénétrons dans une vallée étroite, courte, verte, arrosée, muette, ravissante, — une délicieuse petite Tempé française entre deux bois : la vallée de Nifond, — une fontaine et un nid, en effet, — un mystère et une fraîcheur. La dénomination de vallée est bien un peu ambitieuse pour ce vallon coquet. Les eaux limpides et murmurantes y courent ; l'herbe y verdoie riante et drue ; la brise y glisse nonchalamment avec une amoureuse discrétion ; les feuilles des arbres y chuchotent en papillotant ; les insectes y bruissent des pattes et des élytres sous les touffes de gazon ou sur le calice des fleurs; les oiseaux y babillent un tas de choses folles de leurs pretentaines et de leurs préférences.

En cet Eden champêtre, — il ne faut pour l'animer, ni couples égarés ni groupes assis. L'homme y jouerait, vraiment, au vilain insecte sur le pétale d'un lis. Vallée à traverser rapidement pour la laisser vite à sa fraîche et chaste solitude. C'est la vallée des ombres heureuses et des cœurs mélancoliques.

Ici, tombe le souvenir bruyant, barbouillé de noir, mathématique, des forges de Guérigny. L'Industrie est vaincue; la Poésie règne. Le charme a opéré.

On longe la vallée sous le bois de gauche. Un moulin à cheval sur le ruisseau de Nifond, avec son reservoir d'eau à l'arrière, la garde à l'issue. On en sort bientôt sous le bois de droite.

Il serait maussade à moi de distraire maintenant votre attention. Restez enveloppés dans l'impression de la délicieuse petite oasis, en descendant à Varennes. Livrez-vous, ensuite, à la grande route de Paris à Antibes et à sa vaste plaine à vos pieds, — radieuse, si le soleil couchant la remplit alors de ses flots de lumière et si un ciel oriental lui fait, comme je l'ai vu, un pavillon d'acier aux indécises chaleurs d'or.

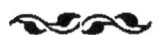

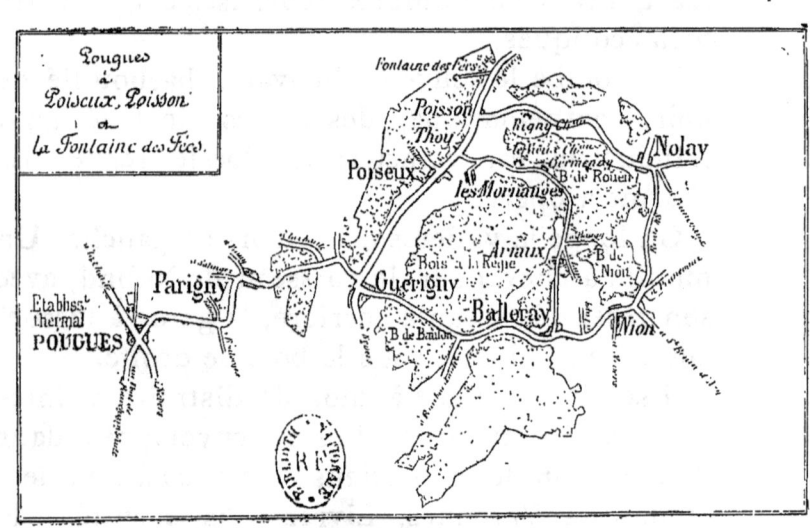

Cinquième Excursion

POISEUX—LA FONTAINE DES FÉES—MANOIR DE POISSON

E. M.

Parigny-les-Vaulx, 5 kil.; Bizy, 3 kil. 5; Guérigny, o kil. 5; Poiseux, 5 kil.; La Belouze, 1 kil. 8; Poisson, 1 kil. 5; Fontaine des Fées, 1 kil. 7. — Retour par Poisson, 1 kil. 7; Thou, 1 kil. 5; Les Mornanges, 1 kil.; Germenay, 2 kil. 5; Ariaux, 4 kil.; Balleray, 3 kil.; L'entrée des bois de Baulon, o kil. 5; Parigny-les-Vaulx, 3 kil. 5; Pougues, 5 kil.

Nous connaissons la route de Pougues à Guérigny. A Guérigny, 2 kilomètres nous amènent dans la vallée de la Nièvre. Laquelle ? Ce point d'interrogation est gros de querelles. Il réveille un différend qui date de longtemps et ne se videra pas de sitôt. Depuis des siècles, il y a conflit entre deux vallées parallèles, — heureusement séparées par des hauteurs. Chacune prétend à la vraie Nièvre et c'est la moins autorisée, — comme toujours, — qui se montre la plus ardente. Dès qu'elle a donné le jour à quelque village, hameau, ferme, moulin ou bicoque, elle accole aussitôt à son nom cet intentionnel, invariable et entêté *sur Nièvre*. Quant à nous, touristes, nous prenons aussi parti et sommes pour l'autre, celle dont la source naît à Saint-Bénin-des-Bois, châtellenie de Montenoison.

Donc, dans la vallée de la Nièvre, à droite, le hameau Les Gondelins ; Marcy, forges éteintes. Le village de Champs-Martins, pour guetter les passants, a rangé ses maisons le long de la route. Une inondation de prairies en fleurs recouvre le fond de cette vallée, — jusqu'au talus d'endiguement, — les bois de la Régie.

A 5 kilomètres de Guérigny, Poiseux, village et paroisse. Notre première station sera pour l'église de Saint-Séphorien, où le XIIe et le XVIIe siècles se sont, — dans la construction, — donné la main par-dessus les autres. Un clocher-porche moderne se campe au seuil comme un suisse monumental. Entrons, et je ne réclame de vous que trois pauses : devant le chœur, deux chapelles et un tableau. Au bout, la sombre abside en cul-de-four sans fenêtre, si bien que l'autel apparaît comme le Christ enfermé dans le cachot obscur de la flagellation. A droite et à gauche, les deux bras de la croix, — chapelles du XVIe siècle, dont les arcs doubleaux reposent sur des colonnes à chapiteaux de feuilles d'eau. Ces chapelles ont quelque distinction, avec leurs élegantes fenêtres gothiques. Enfin, contre la paroi de la chapelle de gauche, une *Adoration des Mages* par Pietro di Cortone, le peintre de « machines décoratives » et d'innombrables tableautins religieux. Ce fut une *Nativité* qui révéla en lui un grand maître, et ce sujet semble lui porter bonheur. Celle-ci, peinte dans les demi-teintes qu'il affectionnait, — par son coloris rosé et ses attitudes gracieuses, rachète les imperfections du dessin et la disposition maniérée des draperies.

Notre seconde station sera, — à la sortie du village, — pour le château moderne de Poiseux, planté sur une colline à molles dépressions. L'avenue la tourne indolemment par des contours faciles. Au sommet, « blanchoie » une sorte de villa italienne à laquelle sert d'introduction un portique à colonnes, cariatides d'un balcon.

Comme perspective à la façade de service, un spacieux fuyant de gazon entre deux ailes de parc se confond dans un vaporeux de forêt. Des marches du portique à la maîtresse-façade, la vue s'engage, à droite et à gauche, sur les deux bras de la vallée, puis rabat son regard de l'autre côté de la route, au bord de la Nièvre, — où songe humide et délaissé le vieux château de Poiseux. Il a conservé quelques débris de deux enceintes, les pieds dans l'eau de leurs douves.

deux tours carrées du xv⁰ siècle, et, au centre, son donjon carré du xvi⁰ — voire, un lambeau de pont-levis. Nos mœurs plus pacifiques et plus exigeantes aiment à respirer au grand air et au grand soleil. Voilà pourquoi le jeune château, appartenant à M. du Verne, s'est établi sur la colline. L'ancien, fief vassal de l'évêque de Nevers et troisième baronnie de l'évêché, conférait à son possesseur un droit insigne. Ce seigneur était l'un des quatre barons qui, le jour de l'intronisation de l'évêque de Nevers et de son entrée dans sa ville épiscopale, le portaient sur leurs épaules du couvent Saint-Martin à la cathédrale Saint-Cyr.

A 2 kilomètres sur la route, à droite et pour mémoire, le château de la Belouze, à M. le comte de Marcy, sportman.

Il se présente dans un bas-fond plantureux d'herbages avec la physionomie propre et confortable d'un cottage anglais. Quelques arbres de belle venue; la Nièvre de passage. Les uns irréprochables et sérieux; l'autre bruyamment cascadeuse de par la fantaisie du châtelain.

L'allure de votre véhicule vous permettra certainement de lire le numéro 22 d'une borne kilométrique et vous tirerez les rênes aux chevaux à 30 mètres de là.

C'est qu'à ce point — dans une coupure de haie — un étroit sentier de pieds mignons se faufile mystérieusement à travers un champ de blé. Le champ est pentueux, disloqué dans ses méplats et surplombé par un bois. Les chaumes élancés frissonnent des épis sous je ne sais quel invisible baiser. Entre leurs tiges, bluets et coquelicots — œil d'azur et lèvres de carmin, — dans leur aventureuse rencontre sous blé échangent de doux regards et de tendres chuchotements. Cependant, en pleine moisson, au-dessus de sa vague d'épis, s'agitent les éclatants petits chapeaux des baigneuses, — coquelicots et bluets également. Mais, fleurs vivantes, celles-ci causent haut et rient fort. Tout cela est adorablement charmant, jeune et frais.

Le bois commence *ex abrupto* et à pic dans une anse arrondie où foisonnent les ronces, les buissons, le chèvrefeuille, le lierre, embrouillés au hasard de la pousse et du vent. C'est là que s'ouvre la grotte des Fées, gardée par trois ou quatre grands diables d'arbres — géants de service à la porte de ces dames. Où donc cette grotte magique? On n'aperçoit rien encore, mais on entend un sanglot.

A gauche, sous cet enlacement de plantes, un rocher se soulève du sol en arceau écrasé. C'est l'arche difficile par laquelle on pénètre dans le palais de la Féerie. L'accès des mondes de la vérité ou des royaumes de la poésie ne s'offre pas autrement aux chercheurs et aux aventureux. Il faut de l'audace et de la foi pour en franchir le seuil. Vous sentez-vous de l'une et de l'autre ? Alors, courbez le dos, baissez la tête et glissez-vous dans la grotte. Ce n'était là qu'une épreuve. Vous vous redresserez bientôt sous cette voûte tapissée de mousses et diamantée de gouttelettes.

A vos pieds, l'eau sort du rocher, modeste et muette, s'épandant à l'aise après la gêne tortueuse de son conduit souterrain. Mais, subitement effrayée par la lumière, — elle, la voyageuse des ténèbres et la pudique source vierge, — elle regagne promptement la terre par le premier trou venu avec un sanglot ininterrompu de cascatelle hâtive et bien chagrine. Ecoutez-la mélancoliquement, ici et là-bas, pleurer dans sa fuite.

La grotte se prolonge en tunnel, abaisse de plus en plus sa voûte humide, puis s'arrête. Nous ne sommes qu'au vestibule du palais des Fées. La deuxième porte, la porte merveilleuse, est fermée aux hommes. C'est derrière elle que s'étendent les jardins enchantés constellés de lys d'or, et que s'élève le palais magique à la coupole de cristal et crépi de perles orientales. Pas le plus imperceptible joint, pas le plus fin trou de serrure pour surprendre, du regard, les rondes de ces jeunes, jolies, vaporeuses filles de l'air dans leur chemise verte et leur robe de lumière, — pendant leur halte de voyage. Car continuellement elles vont et viennent, par cette voie, de Paris à Lyon et de Lyon à Paris.

Oui. Voici la légende que tous les rouets du pays marmonnent dans leur roue et que toutes les quenouilles de paysannes murmurent du bout de leur fuseau :

Les eaux de la fontaine des Fées arrosent des champs tenébreux et baignent les murailles d'un palais — d'où l'on entend sortir des plaintes et des gémissements. Là, sont à jamais emprisonnés, loin des rayons du soleil et des tendresses du cœur, — sans patrie nulle part, sans parents désormais, — de malheureux indiscrets. Curieux, eux aussi, de ce paradis de la Féerie dont leur âme éprouvait la nostalgie ; amoureux malades de ces Fées invisibles dont l'idéale beauté illuminait leurs rêves, ils se sont glissés — la nuit — à travers les blés au bord de la fontaine. La route secrète de Paris à Lyon traverse, vous le savez, cette grotte où les pèlerines s'arrêtent à minuit pour reprendre des forces en respirant le clair de lune dans un paisible sommeil. Or, c'était précisément l'heure où les voyageuses dormaient autour de la source. Surprises, elles s'enfuirent dans les profondes retraites de leurs jardins inaccessibles. Mais les indiscrets, punis, expient par une éternelle et ténébreuse captivité le crime d'avoir trop aimé — ou trop vu.

Les Fées capricieuses répugnent, sans doute, à être surprises en déshabillé de nuit, non moins que les humaines coquettes à se laisser entrevoir en négligé du matin. Quoi qu'il en soit, cette eau qui sanglote sous terre a, certainement, la tristesse éplorée d'inconsolables regrets lointains.

Cruelles envers les entreprenants amoureux, ces excellentes Fées étaient fort obligeantes aux pauvres gens. Dans la contrée, quand un outil de labourage se cassait, les paysans venaient humblement implorer le secours des bonnes Fées. On les payait — c'est vrai — de 12 sols déposés devant la fontaine. Mais l'outil, en revanche, était tôt et solidement réparé. On assure que les Fées ont renoncé au petit métier de jadis. Les hommes ne croient plus assez en elles, ou ne les implorent, hélas! plus du tout.

Elle cache bien des mystères, cette grotte des Fées. Relevez une pierre trempée par l'eau de la source, et vous verrez soudain vos doigts fumer... fumer... Ah! mon Dieu! si cette pierre que vous tenez là était le purgatoire d'une âme désolée — d'un ancien amoureux des blanches Fées!

Sortez de la grotte si fraîche, si retirée, si étrange, et reprenez dolentement le sentier dans les blés. Par là, au bas du champ, dans la foule des bluets et des coquelicots, la source remet au jour son filet d'eau. N'en parlez pas. Les Fées vous puniraient peut-être à votre tour en retirant aussitôt de votre cœur toute la poésie de leur légende.

Après avoir tourné bride pour revenir sur vos pas, à 1 kilomètre et demi, votre voiture doit tenter à gauche un chemin entre deux toits : là, un toit de ferme ; ici, un toit de chapelle, — ce qui reste de l'antique manoir de Poisson, éventré par le chemin.

Cette chapelle abandonnée ne promet pas grand'chose ; mais elle tient davantage. Elle est orientée au levant, selon la symbolique chrétienne. Elle ressemble à un jouet d'enfant, — une arche de Noé. A son chevet, la fenêtre a été murée contre sa grille. Au midi, une autre fenêtre, tréflée, aux profils usés, ne révèle qu'à peine ses délicatesses gothiques, et, dans un coin de la même muraille, une étroite porte retient dans son accolade un petit écusson fruste. Cette chapelle a perdu toutes ses attaches avec le manoir et reste isolée comme un tombeau, dont elle a l'aspect et la destination. Visite dédiée aux antiquaires gourmets !

En effet, une bande jaunâtre de 2 pieds de haut, singulière, inexplicable, l'entoure à l'extérieur et à 1 mètre de sa toiture, comme un crêpe de deuil. Si, décrochetant le mauvais cadenas qui boucle sa porte, vous entrez sous sa charpente échafaudée et dénudée, vous remarquerez encore une bande noire courant autour des parois. De distance en distance, des armoiries peintes la ponctuent. Sur ces écussons, déteints par l'humidité, on devine vaguement, comme meubles héraldiques, un chevron et des marguerites. Des marguerites émaillant cette tenture de mort! c'est d'une ravissante tristesse.

Cette bande est la litre. « La litre estait un droict par lequel les seigneurs hauts justiciers soûlaient mettre bandes et banderolles, soit en dedans, soit en dehors de l'église, avec leurs armoiries peinctes dessus, d'espace en espace. »

Ce droit ne s'exerçait qu'après décès. A Poisson, la ceinture funèbre subsiste encore comme si quelqu'un venait à peine d'être enterré et que la chapelle eût été subitement délaissée après le dernier *Requiem*. En vérité, une grande pierre tumulaire reste seule au milieu et de tout un pavé. L'emploi ou la vente a enlevé les dalles autour, mais a reculé devant la dalle qui scelle un cadavre. Tout ceci fait bien et à jamais, de cette chapelle ruinée, une chapelle funéraire.

Et ces jolies marguerites blanches des écussons?... Ce sont elles, peut-être, qui ont été jetées et enfermées là sous ce lourd couvercle du coffret des morts! Hélas! jolies marguerites! frêles marguerites! pauvres marguerites!

Revenez maintenant à Pougues — par le chemin de l'école, et le retour, dont vous trouverez le menu dans le sommaire topographique en tête de cette excursion.

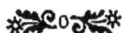

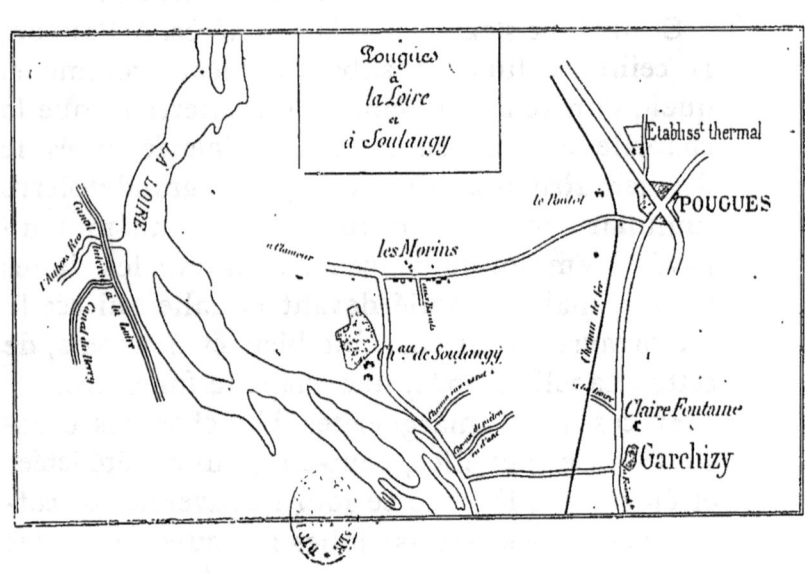

Sixième Excursion

SOULANGY — LA LOIRE — GARCHIZY

E. C.

Les Morins, 2 kil. 6; Château de Soulangy, 2 kil.;
La Loire, 0 kil. 1. — Retour par Garchizy, 4 kil.
La Crotte a la Jument, 2 kil. 5; Pougues, 0 kil. 5.

Une véritable promenade à âne. C'est pourquoi, mesdames, priez messire Aliboron de vous voiturer sous vos ombrelles, au petit trot, dans son mignon tape... tout. Quant à vous, messieurs, suivez à pied, la canne à la main — canne à pêche surtout, si vous êtes grands pêcheurs devant la friture. Retenez donc ce coin de pays si rapproché de Pougues et si près de la Loire.

La route de Pougues à Clamour — hop! — fait un saut par-dessus la voie ferrée. A droite, un élégant château pseudo Louis XIII porte sa rigide crête découpée comme les raffinés de la place Royale leur roide collerette en point de Flandres. Voici encore un de nos habituels chemins riants. A gauche, du côté de la Loire, — qui les créa jadis de ses alluvions — se soudent l'une à l'autre les cultures sablonneuses et molles où les bœufs enfoncent des quatre pieds et tirent énergiquement du front. En face, le promontoire de Soulangy s'étire couronné de son bois de faîte à ligne pompeuse et qui dissimule son château. La Loire cligne déjà, comme un bel œil bleu ombragé d'un sourcil — la ligne foncée du Berry.

Tout en délinéant d'un regard rapide cette carte de paysage, le chemin s'est engagé dans le village des Morins. Toits doublés de mousse, esaims de poules, ménages de porcs, — c'est une véritable eau-forte de Millet, — forte en odeurs, en mouvement, en cris. Le nom de ce village rappelle à mes souvenirs d'enfance *Estelle et Némorin* et me fait regretter les moutons ave des cravates de faveurs roses et les arbres au feuilles frisées en accroche-cœurs.

A 200 mètres des Morins, laissant le chemi s'en aller selon sa coutume vers Clamour, nou jouerons du mors à gauche et persuaderons ain à maître Aliboron, le têtu, de risquer une rou longeant le hameau des Gigots. La Loire no lance, par une courte échappée, un de ses cou d'œil les plus agaçants — pour nous attirer. C' là sa première coquetterie. Ensuite, dans derniers plans du fleuve coupé par un retour rive, Fourchambault agite gravement les panaches noirs de ses cheminées autour d'un immobile clocher pointu.

Soudain, une avenue à droite vous sollicite de l'autre côté d'une modeste claie champêtre. Cette négligence voulue de clôture est une assurance de bienvenue. Entrez donc. Le premier bon accueil sera celui de la pervenche détachant de nombreux petits sourires lilas à travers ses feuilles sombres. Jean-Jacques-Rousseau, qui a révélé la pervenche à l'ignorant et frivole xviii° siècle, l'eût découverte ici s'il y était venu plus tôt.

Le parc est compris et tenu avec une minutieuse complaisance. Les massifs, ombrageant d'obscurités le vert clair des pelouses, vous entourent. Comme des feuilles d'argent, çà et là, dans les feuilles vertes, papillotent des morceaux de Loire. Parfois, la Loire consent à s'épanouir sans mystère par de franches éclaircies. Les ramures bourdonnent et les oiseaux fredonnent en cette solitude avec une ravissante camaraderie. Nous sommes réellement perdus dans un magistral paysage. Où va-t-on ? Sans doute à quelque château de Belle-au-bois dormant. En effet, il vous éclate subitement aux yeux; il est fermé. Peut-être, depuis, se sera-t-il rouvert ?

C'est un châtelet épousseté — gentil entre deux pavillons, avec ses trumeaux de briques et son chapel d'ardoise. Il a certains airs rococo des contes de M. Perrault, où il y avait une fois tant de bonnes fées et de belles princesses. Trois fois reconstruit depuis 1828, il n'est que l'arrière-petit-fils d'un ancien château-fort appartenant au Chapitre de la cathédrale de Nevers et en possession de la justice haute, moyenne et basse, — c'est-à-dire, depuis l'amende de quelques sols parisis jusqu'au branchement aux fourches patibulaires. Avant 1793, Soulangy était commune et adossait son église au castel.

Derrière le château, le parc monte et s'égare. Gagnez vite la pointe avancée du promontoire. De là, c'est la Loire, s'étendant par larges méandres irréguliers, ses saulaies, ses berges gazonnées et festonnées, ses arbres, ses lagunes, ses jaunes plaques de sable déployées au hasard et à la surface de ses eaux comme des feuilles de nénuphar brûlées par le soleil. Enfin, l'île de Soulangy où pacagent, noyées dans les taillis, 150 têtes de bétail, s'allonge comme un gigantesque fuseau vert tournant insensiblement au courant du fleuve.

Sous vos pieds, les bâtiments de la ferme et d'une pompe qui alimente le château semblent émerger de la Loire. A gauche, au-dessus de Nevers, la cathédrale Saint-Cyr aux deux hauts clochers rampe comme un limaçon surmonté de ses deux cornes.

De l'autre côté de la Loire, l'Allier, l'Orléanais, le Cher et le Berry — prairies berrichonnes et prairies nivernaises séparées. Sur les deux rives, dans leurs herbages, bœufs et vaches se considèrent de leurs énormes yeux bleus et échangent, par-dessus le fleuve, de lointains et fraternels mugissements. Enfin, des collines de châtaigniers, de bouleaux, de charmes, relient — comme deux sœurs féodales — la tour de Cuffy sur son monticule et la tour de Sancerre sur sa montage.

C'est un décor grandiose autour de cette riche terre de Soulangy qui compte 5,000 *boisselées* de terre arable et d'immenses pâtures appartenant à M° Boigues-Meillard. Malheureusement, ces prairies sur sablonnières doivent se renouveler tous les trois ans. La pluie les pénètre trop vite et le soleil les dessèche trop tôt.

Du château de Soulangy gagnez les bords de la Loire par une sortie du parc, — tandis que bourriquet mon ami aura jusque-là traîné sa voiture à vide. Un groupe d'ormeaux et de peupliers — grande venue — y fait dans un recoin de l'ombre et de l'herbe. C'est là que le pêcheur, au frais et au moelleux, disposera ses malicieux engins pour s'oublier, adossé aux fermes de Soulangy, dans la contemplation du bouchon révélateur. Je lui promets le barbeau superbe, la perche rapide et délicate, la multitude des goujons polygames, le tacon, ce saumon écolier qui hante surtout la basse Loire tandis que, dans la Loire haute, les truites fréquentent les eaux froides et limpides. Non, vraiment, pas de truites ici !

Vous qui ne pêchez pas ou qui ne pêchez plus,

continuez à suivre, sur la berge gazonnée, la route plane vers Fourchambault. C'est à rebrousse courant que vous cheminerez. La Loire, calme et lente, descend dans toute sa solennelle majesté. Les îles s'espacent maintenant. Dans la plaine devant soi, ce n'est plus à perte de vue que cimes d'arbres et aiguilles de clochers. Retour frais et charmant. Après 2 kilomètres de ce côte-à-côte avec le fleuve, un chemin à gauche et carrossable coupe dans les prairies. La plaine d'eau ne coule plus; c'est une plaine de gazon qui dort — émaillée de fleurs, fourmillante d'insectes. Au train-train de maître Aliboron vous entrerez enfin et directement dans le joli petit village de Garchizy. Il vous attend, là-bas, avec ses ombrages et son clocher qui ouvre des jours nombreux sur tous les horizons.

Cette petite église romane vous invite. Elle prie sur une terrasse plantée de marronniers et d'où l'on domine la Loire. Une grande table de pierre basse — comme aux abords de tout église nivernaise — s'allonge à l'ombre. C'est su elle que se fait la levée des cercueils. Le portai arrondit ses moulures sur des colonnes sculptée au front et au pied. Aux chapiteaux, Saint-Mar tin tendant à un pauvre la moitié de son manteau la Sainte Famille fuyant en Egypte, Salomon jug entre les deux mères de Jérusalem. Aux piédes taux, quelques représentations symboliques, p exemple, les colombes mystiques qui becquette à deux dans un calice. Toutes ces images sont d'une naïveté simplette mais d'une expressive vérité.

Le clocher, carré dans sa partie inférieure, octogone au-dessus et percé dans ses deux étages de baies cintrées à triple jambage et à colonnettes en retraite, portait fièrement jadis une flèche en pierres de 60 pieds de haut. La foudre crut devoir donner, tout d'abord, un avertissement à son orgueil; elle le cingla d'un brutal éclair. Le clocher ne s'amenda pas; c'est pourquoi, en 1750, la foudre le décoiffa à tout jamais. Depuis, il a adopté le couvre-chef maussade d'un vieux malade, — sous lequel il bavarde encore de sa cloche centenaire (1758).

Maintenant, qu'Aliboron trotte, s'il veut toutefois en croire votre houssine ! Et regardez — de-là — Soulangy piquer dans le vert son château blanc comme un papillon de printemps. Il me rappelle les *Cascines* des bords de l'Arno, aux portes de Florence.

Nous entamons enfin Pougues par un faubourg, — la Crotte-à-la-Jument.

L'origine de ce nom est délicate à conter, je l'avoue. Ma foi, j'en emprunte le récit à une lettre spirituelle qu'a bien voulu m'adresser, sur cette étymologie épineuse, une aimable châtelaine de Garchizy.

Jadis, le pays de Pougues était entouré de forêts où la cour de Nevers venait chasser. Certain jour de grande chasse en l'honneur d'un prince d'Orléans, le prince montait sa jument favorite, bête superbe et blanche comme la neige. Les cerfs affolés menaient si roidement les limiers, que le gros des chasseurs fut bientôt éparpillé sous bois. Le prince d'Orléans se trouva seul, égaré en forêt inconnue. Comptant sur l'instinct de sa jument, il lui rend la main et la pique de l'éperon à la grâce de Dieu. La grâce de Dieu se fait attendre plusieurs heures — au bout desquelles s'offrent enfin trois misérables chaumières. Mourant de soif, le prince implore d'une brave paysanne une jatte de lait. On la lui apporte gracieusement, il la boit sans descendre de cheval, remercie et demande son chemin.

« A propos, quel est, ma bonne femme, le nom de ce hameau?

— Nos pauvres cabanes n'ont pas de nom, monseigneur ; mais nos enfants s'y rappelleront toujours qu'un prince nous a fait l'honneur de s'y désaltérer. »

Pendant ce colloque, la belle jument qui, bien que bête de prince, n'était par exempte des infirmités de vilains, rendit un bruit assez significatif comme langage, et suivi de raisons solides. Les réticences prolongées de sa jument depuis quelques jours inquiétaient le prince.

Aussi, fort ravi et riant de bon cœur, il s'écria aussitôt :

« Eh bien ! ma bonne femme, à l'avenir, votre hameau s'appellera *la Crotte-à-la-Jument*. C'est moi qui le baptise. »

Depuis, le hameau a prospéré. Il se compose aujourd'hui de quinze à vingt maisons à l'entrée de Pougues.

En effet, au bout d'un court ruban de faubourg, un clocher s'élève, planté comme une gigantesque quille : — c'est le clocher de Pougues et c'est Pougues-les-Eaux.

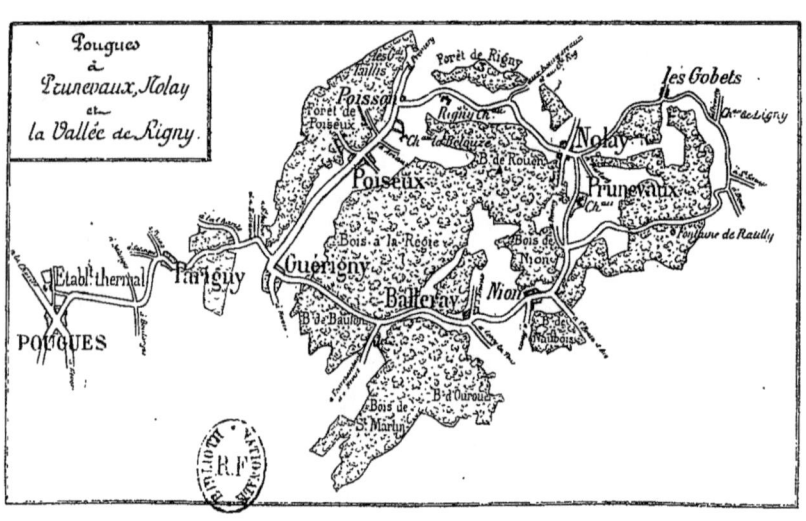

Septième Excursion

CHATEAU DE PRUNEVAUX — NOLAY
LA VALLÉE DE RIGNY

E. L.

Parigny-les-Vaulx, 5 kil.; Bizy, 3 kil. 5; Guérigny o kil. 5; La sortie des bois de Baulon, 4 kil.; Balleray, 3 kil. 5; Nion (château), 2 kil. 5; Prunevaux 4 kil.; Nolay, 2 kil. — Retour par Rigny, 5 kil.; Manoir de Poisson, 2 kil.; La Belouze, 1 kil. 5; Poiseux, 1 kil. 8; Guérigny, 5 kil.; Bizy, 0 kil. 5; Parigny-les-Vaulx, 3 kil. 5; Pougues, 5 kil.

Jusqu'a Guérigny vous avez déjà vu. Loisible à vous de causer nez à nez dans la voiture. Mais voici Guérigny et trois kilomètres entre les bois de Baulon à droite et les bois de la Régie à gauche. Solitude de feuillage où les oiseaux seuls dégoisent tumultueusement et désordonnément dans les arbres comme les grillons dans les blés. C'est l'ouverture en harmonie avec le lever de rideau sur Prunevaux, une mélancolique comédie dans un solennel décor.

A la sortie des bois, descendons sur la gauche au village de Balleray. Sa vieille église romane, sous le vocable de saint Blaise, patron des cardeurs — parce que les bourreaux le dépecèrent avec un peigne de fer — a quelque tournure, même sous son clocher roman moderne.

Un nid dans les arbres et les herbes se blottit plus encore qu'il ne se montre le — château de Nyon. Il appartient à un officier supérieur de marine M. Moret. Accueil gracieux assuré aux visiteurs. Un marin a appris l'hospitalité à bonne école, en pleine mer et sur le grand pont de son vaisseau.

N'allez pas ensuite prendre à droite la route de Saint-Benin-d'Azy, mais bien à gauche, celle de Nolay. D'ailleurs, les poteaux sont là, avec la politesse de leur plaque bleue, comme une main ouverte dans laquelle on peut lire gratis. Voici, là-bas, le Morvan Noir, subitement effacé de l'horizon par une avenue dans les bois. Bientôt se rencontre un trident de route, et, la branche du milieu étant la nôtre, nous gravissons l'énorme colline de Prunevaux. Le village, est par là, sur la gauche. Que nous importe ? Oublions-le.

Nous émergeons en pleines merveilles.

Au sommet de la colline, une maison insignifiante que devait remplacer un merveilleux château. Au loin, se développe un parc démesuré d'étendue, incommensurable d'horizon, royal de dessin. Il fut conçu et ordonné par Le Nôtre — le jardinier de Versailles et de Saint-James — qui, anobli par Louis XIV, choisit pour emblème trois limaçons surmontés d'une feuille de chou. Ce parc de Prunevaux, exécuté avec une *maestria* puissante, semble un coin de Versailles soulevé en Nivernais par une poussée de volcan.

Du château, — point central, — en avant et en arrière, s'allonge un kilomètre de large pelouse. De chaque côté défile une double rangée d'arbres gigantesques, superbes comme de grands seigneurs Louis XIV. Ces pelouses, en aval et en amont, se perdent dans la perspective et finissent dans l'infini bleu du ciel. Au-dessous, se creusent d'immenses gouffres de feuillée et de verdure. Dans le vol du château, le parc joue avec des bouquets de bois arrêtant soudain les regards ou découvrant subitement les lointains. Ce sont d'imposants coups de théâtre sur une scène gigantesque à laquelle il ne manque que des acteurs à cette taille.

Là-bas, deux personnages — minces et brillants scarabées, — sous la nuit et la fraîcheur de ces marronniers centenaires promènent lentement leurs pas menus. Un petit-maître en pourpoint de velours brodé de points d'or, en souliers à bouffettes et à talon rouge, tenant — comme une houlette — une très haute canne à pomme d'ivoire, et une marquise, l'éventail à la main, traînant sur de larges paniers sa robe de soie à grands ramages. Deux vrais personnages de Nicolas Lancret, le *peintre des Conversations*.

Le noble seigneur, — c'est Philippe-Jules-François Mancini-Mazarini, duc de Nivernais et de Donziais.

La gracieuse dame est la belle Mme — ou mieux, Mlle Marie-Charlotte Foullé de Prunevaux.

Le duc et la marquise — le cœur noué par une tendresse galante, comme le bec des colombes de trumeau par un nœud de faveur rose — vivent dans un échange perpétuel de flammes brûlantes et de propos minaudiers.

Le duc de Nevers vient, quelquefois, se reposer des grandeurs de son duché-pairie sous les ombrages discrets et dans la solitude du château de Prunevaux. La marquise de Prunevaux lui rend ses visites au château ducal de Nevers, alors en fêtes pompeuses. Ce fut, sans doute, le duc qui persuada à son amie de remplacer sa modeste maison de plaisance par le superbe château rêvé et mort en projet. Mais ce fut, assurément, la marquise qui obtint de son ami la création du parc de Nevers et lui inspira de jeter bas, entre la Loire et la place du Palais ducal, ce fâcheux écran de vilains logis. La municipalité moderne donne raison à la belle madame de Prunevaux, et la marquise avait, certes, des idées grandioses dans sa jolie petite tête.

Un de ses ancêtres avait fondé à Prunevaux un couvent de religieux Augustins. Il en existe encore un mesquin rez-de-chaussée de cellules, logement des fermiers, et la chapelle, transformée en grange, sauf le sanctuaire, à cause du tombeau de Mme Marie-Charlotte.

En effet, elle avait été enterrée là sous une dalle avec cette épitaphe — latine — qui brave quelque peu la vérité :

« Ici, attendant la résurrection, gît Marie-Charlotte Foullé de Prunevaux, la dernière de sa race, recommandable par sa généreuse libéralité envers les pauvres et les autres qualités de son âme. Méprisant la vanité du siècle, dans cet héritage de Prunevaux qu'elle avait reçu semé de ruines, elle se retira et projeta de le restaurer. Cependant, prévenue par la mort, elle le laissa non tout à fait achevé. Elle mourut le 11 juin de l'an 1734, à l'âge de 60 ans. »

Mme de Prunevaux, la *dernière de sa race*, avait pourtant un neveu qui, à Paris, se ruinait à grandes guides. Il vendit bientôt terre, château, parc et chapelle avec la dépouille et l'épitaphe de sa riche et belle tante.

C'est tristesse, n'est-il pas vrai, quand on songe à ce passé de beauté, de noblesse, de fortune, d'amour et aux deux jeunes et galants personnages que Lancret eût peints, sous ces ombrages, dans les atours de ce précieux xviiie siècle?

Un jour — il n'y a pas bien longtemps de cela — un rustique char à bœufs de la ferme de Prunevaux emmenait et cahotait une grande dalle en pierre, une petite caisse en bois. L'une portait des lettres romaines majuscules; l'autre renfermait un tas d'ossements. Sous la dalle, on avait trouvé un squelette complet que l'on jeta à poignée et pêle-mêle dans la caisse. Un bouvier charriait l'une et l'autre au cimetière de Nolay. Or, ainsi chassée de sa tombe et de son château, s'en allait demander asile à la fosse commune de ses manants la noble, riche, belle et adorée Mme la marquise Marie-Charlotte Foullé de Prunevaux !

Partons — partons vite pour Nolay.

Bientôt une jolie croix neuve en pierre sculptée s'élève sur un tertre dominant la vallée, — la croix de Sainte-Solange, cette grande patronne du Berry. Parfaitement. Mais encore?

Il y avait donc, une fois, — sous le pape Jean VIII et le roi de France Louis III, — une très belle et très vertueuse bergère, Solange, fille d'un pauvre vigneron de Villemont, en Berry. Jour et nuit, une étoile au-dessus de sa tête la guidait dans ses pensées et dans ses actions. Un jour, Bernard de la Gothie, fils du comte de Poitiers, de Bourges et d'Auvergne, accourut la voir. — *Ut vidit, ut periit* — Bernard l'enlève sur son cheval; Solange se précipite sur le chemin, et le ravisseur, pris soudain de haine, lui tranche la tête. La jeune martyre debout, ouvre ses mains, reçoit sa belle tête et la porte à Saint-Martin-du-Cros, où la sainte fut ensevelie dans le cimetière. Ainsi disent les petits Bollandistes.

Or, la cathédrale de Nevers possédait quelques reliques de sainte Solange. En 1795, pour les soustraire à la profanation, elles furent apportées sur ce rocher de Nolay — comme à la cime du grand mât dans un naufrage. Ces reliques sont dans une boîte scellée et enveloppée d'une très ancienne étoffe, avec cette inscription : « *Fragmenta reliquiarum sanctæ Solangiæ. V. M.* 1612. » De la possession de ces reliques naquit à Nolay une fervente dévotion. Le lundi de la Pentecôte, une procession de désolés et d'infirmes porte jusqu'à la croix les reliques dans une châsse dorée. Ces pèlerins ont reçu la dénomination populaire de *Cousins de sainte Solange*. Au pied de la croix se chante en chœur le cantique si connu de la sainte; au départ, tous les assistants. — suivant la coutume pieuse du moyen âge — défilent dévotement sous la châsse.

Sainte Solange, priez pour nous! comme le dit la jolie croix.

Une descente, — puis, sur le chemin, un clocher en éteignoir sous lequel se cache Nolay — Nolay, dont les Prunevaux étaient seigneurs. Nolay surgit enfin sur un cap d'où la vue prend en écharpe à gauche la vallée de Rigny. Le cimetière, qui entourait autrefois l'église, s'est retiré derrière son chevet auquel un groupe de sapins forme un bouquet de deuil.

L'Église est précédée d'un narthex rustique desservant la petite nef insuffisante. Le chœur est éclairé par trois fenêtres flamboyantes et dont l'une, celle du milieu — d'après la symbolique du moyen âge représentant le Sauveur — a été retrouvée intacte dans une maçonnerie où on l'avait noyée. La sacristie a quatre retombées d'arceaux anecdotiquement sculptés.

Dans l'obscurité d'une chapelle, — que l'on m'a dit s'appeler la chapelle des Charbonniers, parce qu'ils y célèbrent leur fête, — est un joyau ignoré.

Une Vierge mère en vieille faïence de Nevers, ravissante de composition, de dessin et d'étoffe. Les plis de la robe, très largement entendus, sont ramagés de fleurs d'une fraîcheur, d'un charme et d'un vivant prodigieux. L'enfant saisit de la main droite, en riant, le menton de sa mère dans un mouvement d'une naïve réalité, tandis que sa mère, aux petits yeux mi-fermés, sourit avec un ravissement tout maternel. Je n'affirmerais pas qu'un joli bouquet de fleurs tenu par la vierge ne soit lui-même en faïence, — une merveille alors.

Le cimetière au chevet de l'Église forme, par sa situation et sa muraille basse, une véritable terrasse-belvédère. Et quel panorama! Cette solitude, au-dessus des soucis de la terre, cette quiétude des morts à l'ombre sainte d'une vieille église, ce port des tombes en plein ciel ont, pour l'âme recueillie, quelque chose d'extraordinairement saisissant. L'abside a brodé les deux lignes de son pignon de choux frisés et de deux statuettes mystiques; — et, sous ce feuillage de pierre et sous ces deux Vierges Sages, s'allonge la dalle funèbre de la belle marquise de Prunevaux avec ses os brouillés dans la caisse de sapin.

— *Sic transit gloria mundi!* 198 os, si rien ne manque! — me jeta philosophiquement le docteur

Descendons dans Nolay neuf, au pied du cap, et côtoyons la vallée au-dessous de la dernière vague des vastes bois de Rouen. La vallée serpente, alternativement resserrée, spacieuse, devant nous maintenant. Nous en traversons les prairies et le riche cours d'eau qui les arrose. La source n'est pas loin cependant. Retournons-nous pour saluer, une dernière fois, Nolay, si pittoresquement campé là-haut, et envoyer du cœur un affectueux merci à son intelligent et obligeant curé.

Une légère montée nous conduit au village du Grand Rigny. Laissons la route pousser encore ses six kilomètres jusqu'à Prémery et reprenons-la à rebours. Bientôt, dans un bassin verdoyant, le château de Rigny, fort heureux d'aspect et de situation. Ce très ancien château qui, en 1688, appartenait à messire Guillaume de Lucenay, écuyer, après avoir été, en 1851, amputé de sa porte du XIII° siècle, a été revêtu de linge neuf d'un blanc parfait, mais d'un goût douteux. Poussez la grille du jardin, descendez le perron. C'est tout simplement charmant. Le Geai y cascade, pétulant et tapageur ; il se hasarde dans les jardins ; il se donne même certain petit air d'étang pour l'utile et l'agréable. Sur ses bords, quatre ou cinq « fabriques » basses et champêtres aux toits escarpés. Ce sont des moulins, mais si naturellement et bêtement arrangés qu'ils nous rappellent plus d'un spirituel Téniers. Ce coin de nature joue avec bonheur au paysage hollandais.

Autrefois, Rigny était une paroisse. Son église de Saint-Maurice élevait, très fière, une belle tour carrée aux fenêtres gothiques admirée des touristes et artistes. En 1792, cette église fut vendue 300 francs, et son dernier propriétaire, M. Septier de Rigny, l'a fait encore démolir.

Les pittoresques petits moulins hollandais ne

feront jamais pardonner à M. Septier de Rigny la chemise neuve sur l'ancien château, la disparition de la porte du XIII° siècle et la démolition du tant vieux clocher gothique. — J'en suis fâché.

Le château de Rigny est à la sortie de la vallée. Enjambons le chemin de fer de Clamecy et donnons, en passant, un souvenir à la chapelle funéraire du manoir de Poisson. Nous retombons alors dans la vallée de la Nièvre, où Poiseux, Bizy, Parigny nous ramènent à Pougues.

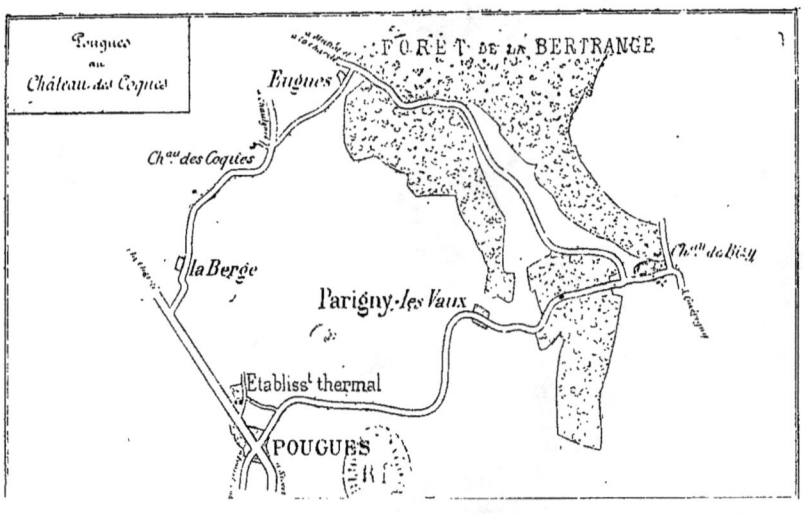

Huitième Excursion

LE CHATEAU DES COQUES

E. C.

A l'embranchement de la route de Chaulgnes, 2 kil.; La Berge, 1 kil.; Le Petit-Charly, 1 kil. 2; Le Chazeau, 1 kil. 3; Les Coques, 1 kil. — Retour par Eugnes, 2 kil.; Bizy, 6 kil.; Parigny, 3 kil. 2; Pougues, 5 kil.

Débuter dans une excursion par la royale grande route d'Antibes à Paris, c'est débuter, dans la lecture d'un livre attrayant, par une magnifique préface. Donc, après deux kilomètres de cette préface, avec des marges de champs et de prairies, nous tournons le feuillet sur un chemin à droite. Ce chemin est en vraie débauche d'églantiers et d'aubépins. Un peu étourdi par le parfum capiteux de ces haies, il monte nonchalamment bientôt entre des vignes enroulées au hasard d'échalas en déroute. Le hameau de la Berge traversé, les collines moutonnent légèrement, creusant entre elles de voluptueuses gorges pleines d'ombre et d'inconnu.

A gauche, bonjour à la ferme du Petit-Charly, pauvre fief de châtellenie tombé en roture ! Salut au vieux et Grand-Charly, tout enfumé de son passé ! et à toi, le Chazeau, — mon beau hameau à droite ! Vous êtes, tous trois, diablement pittoresques, allez, avec vos pignons en escaliers comme des ressouvenirs de masures hollandaises ! Ici, comme aux approches de tous les villages de la Nièvre, sont plantées de hautes croix de bois brunies par la pluie et le soleil, avec une couronne de feuillage desséché. Une niche dans le corps de l'arbre abrite une blanche statuette de la Vierge,—le Crucifié logeant sa mère douloureuse. Un jour, tous les ans, la couronne est fraîche : le dimanche des Rameaux ; — antique piété léguée à notre scepticisme moderne. Quand les carillons du clocher chantent hosanna dans les épanchements lumineux du soleil levant, chaque croix a sa nouvelle couronne verdoyante où l'oiseau, trompé, se pose comme sur la branche d'un arbre. Il chante de là-haut, et réjouit les bonnes âmes en fête. Le sacristain de la paroisse en est le tapissier champêtre. Les jeudi, vendredi et samedi saints, le sacristain entre dans chaque maison, un crucifix à la main et un panier au bras, accompagné d'un clergeon portant un bénitier armé de son rameau de buis. Le sacristain asperge le seuil de la demeure, la signe de son crucifix et ouvre le couvercle de son panier. Chaque paroissien est tenu, par la coutume et la charité, d'y glisser des œufs, du fromage, du beurre, — ou quelques menues piécettes.

Outre la croix aux abords des villages, j'ai remarqué encore des puits sur leur chemin. Ces puits rappellent les puits d'Orient où se rencontraient les fiancés bibliques.

N'oublions pas que nous nous rendons au château des Coques, exposé au premier et au dernier rayon du soleil sur une colline et voilé, de ce côté, par une futaie de vieux chênes. Au moment où, sur la droite, Eugnes sur un versant et Chaulgnes au fond se découvrent dans un large pli de vallée, nous montons à gauche sous les chênes et les charmes.

Après l'assaut pacifique de la colline, on débouche sur un terre-plein et, comme un éventail brusquement déployé, un panorama splendide s'ouvre à travers un paysage où les lieues de la terre semblent s'ajouter aux lieues de l'espace. A Mimont, j'en ai esquissé le détail; mais des Coques on plonge mieux encore sur ce monde fourmillant de villages, de tours, d'arbres, de cultures, d'églises, de châteaux, de cottages, de grandes routes, d'étroits sentiers et de voies ferrées.

Je détache quelques lignes dans le *Journal* d'Eugénie de Guérin, venue aux Coques :

« Dans ma chambre de cet hiver d'où je vois ciel et eau, la Loire, la blanche et longue Loire qui nous horizonne... Mon goût des champs se trouve à l'aise ici dans l'immensité; plaisir des yeux seulement. Je ne sors pas, et c'est l'imagination qui fait l'oiseau et s'envole de tous côtés. Je parcours le Bourbonnais, je parcours le Berry, je m'arrête avec charme aux montagnes d'Auvergne, si neigeuses au sommet, si fraîches, si fleuries, si vertes et abondantes dans leurs pentes. Je cherche Montaigu d'où nous sommes venus... je parcours les domaines et terres des seigneurs nos aïeux... »

Le château des Coques a une physionomie grecque vieillotte, avec ses deux étages au fronton triangulaire flanqués de deux pavillons en contre-bas, avec sa couverture écrasée, avec les balustrades de son toit — comme deux balcons suspendus sur le paysage. C'est 1832 qui l'a construit et dans le style à la mode. Il a remplacé un donjon féodal. Au devant, une pelouse spacieuse lui fait une pelouse d'honneur ; derrière, il s'adosse à la futaie majestueuse avec des trous d'azur dans ses cimes.

Cette seigneurie, comme sur le sol son manoir détruit, n'a rien laissé d'elle dans les chroniques. Elle entra dans la famille de Sainte-Marie en 1517 et est, depuis, restée à sa descendance.

Ceci dit, attardons-nous sur une page d'histoire littéraire contemporaine où le château des Coques a été illustré par la plume délicate et l'âme exquise d'Eugénie de Guérin.

Mlle Marie de Sainte-Marie avait épousé le baron de Maistre, de la branche française de cette race. Les illustres frères appartenaient à la branche de Savoie. L'été, la baronne de Maistre, quittant son hôtel de Nevers, résidait aux Coques. Une amitié très vive liait la baronne Marie de Maistre à Mlle Eugénie de Guérin. C'est elle, cette Marie du *Journal* et des *Lettres* d'Eugénie de Guérin, « cette Marie des Coques », « ma douce Marie », « ma sœur de peines et d'affections ».

En avril 1839, Eugénie de Guérin était aux Coques auprès de la baronne de Maistre. « Les Coques, écrit-elle, désert, calme, solitude. »

Tempérament singulier, hanté par deux poésies : la poésie des yeux — la nature ; la poésie de l'âme — Dieu ; remontant par le jeu d'une intelligence très expansive des petits riens terrestres aux considérations idéales les plus infinies ; jonglant de l'expression avec l'habileté aventureuse d'une pensée subtile et déliée ; nature très souffrante parce qu'elle était très aimante et extraordinairement tendre de ses martyres intimes. Aux Coques, Eugénie de Guérin lut les *Précieuses ridicules* et les *Femmes savantes*. « Quel homme, ce Molière ! » dit-elle. Il y a chez elle un peu du ton de l'hôtel de Rambouillet, le soir du premier sermon improvisé de Bossuet à dix-sept ans. »

On lui donna une chambre pour y installer un autel de mois de Marie et réunir tous les soirs de mai les fillettes de son amie (entre autres une petite Valentine qui apporte à Eugénie des fleurs et un hanneton), ses valets et ses bergers.

Fatiguée, elle y est attentivement soignée par Marie.

Elle n'a qu'un souci, — le souci de son frère Maurice, si malade loin d'elle et si adoré d'elle.

La baronne de Maistre, son amie, « ce livre oriental aux feuilles de rose, écrit de perles, » était bien réellement « une autre poésie vivante ». D'une sensibilité maladive, d'une santé fragile, son âme s'épanchait aussi, comme celle d'Eugénie de Guérin, dans une poésie plus insaisissable encore, parce que les mots ne l'enchaînent pas et qu'elle se respire par l'âme, — la musique. La baronne de Maistre composa, au château des Coques, ses œuvres de musique religieuse, qui eurent aussi leur heure de célébrité.

Eugénie de Guérin dit adieu « à ce ciel large et bleu du Nivernais » le 26 mai 1839, très douloureusement affectée de l'état de son frère. Moins de deux mois après, Maurice phtisique et ramené par sa sœur au Cayla, le manoir pauvre et pittoresque du Languedoc, s'y éteignait doucement.

Eugénie de Guérin avait emporté des Coques « un petit rosier voyageur » dont elle avait fleuri sa fenêtre au Cayla et elle pleurait sur ses feuilles tandis que Marie de Maistre récitait, tous les jours, aux Coques, pour Maurice, l'office des morts.

Plus tard, en 1840, « son amie de Maistre tombe malade. » Eugénie de Guérin, qui écrivait : « Personne n'a eu comme cette femme tant d'influence sur ma vie ; tout ce qui la remue m'agite ; » est affolée d'inquiétude. Elle écrit dans son journal : « Marie ! avec quel triste pressentiment
« nous nous sommes quittées ! J'ai toujours en
« souvenir ce dernier regard qu'elle me jeta de
« la fenêtre, enveloppée d'une mante noire, et
« elle m'apparut comme le deuil en personne. »

N'y tenant plus, le 4 décembre 1840, elle accourut au chevet de sa chère malade. Elle lui passa au cou une croix où Maurice mourant avait collé ses lèvres et Marie la baisait souvent. Ce fut la dernière fois qu'Eugénie de Guérin vint en Nivernais. En 1848, elle mourait de cette maladie énervante qui avait tué son frère. En 1875, mouraient presque en même temps le baron de Maistre et la baronne Marie de Maistre.

Quand le soir embrume au lointain les inconnus du Berry, sous la futaie du château des Coques le calme se répand, la fraîcheur se glisse, l'ombre s'épaissit et les oiseaux entrecroisent en sourdine leurs susurrements mélodieux. Alors les âmes rêveuses et pieuses d'Eugénie de Guérin et de Marie de Maistre semblent, comme deux harpes invisibles suspendues entre les branches, murmurer quelques plaintes éoliennes de poésie intime et de musique religieuse. Cela fait au château des Coques une mélancolie et une piété !

— Le château des Coques appartient aujourd'hui au gendre de la baronne Marie de Maistre, M. le marquis de Mauduit, homme d'une urbanité parfaite.

Au pied de la colline des Coques, de vastes mottes de terre bossèlent le sol. La nuit, raconte-t-on, des plaintes s'en échappaient, entrecoupées de cris de rage ; de pâles feux y vaguaient. Une terreur superstitieuse serrait péniblement les cœurs et fermait étroitement les portes dans les villages d'alentour. Un jour, on éventra une de ces mottes et l'on découvrit un *murger*, ces ossuaires gaulois antérieurs à la conquête de Jules César. Dans ces tombelles, les cadavres étaient disposés en carrés, les jambes des uns portant sur la tête des autres. Parmi les ossements, on trouva des anneaux en cuivre, des bracelets d'une seule feuille de métal et nombre d'armes de pierre ou de bronze.

C'est l'heure de songer au retour. Au bas de la colline, reprendre en face la route de la Charité à Guérigny. Cette route rencontre Eugnes, aux délicieux vergers, et monte encaissée entre les

toits et les talus. A droite, la ligne molle de
l'horizon recule à peine infléchie, ne brusquant pas le ciel. On entre tout à coup dans les
bois.

Envahissement d'impénétrables taillis orgueilleusement dominés par de majestueux baliveaux — gouffre immense de verdure se découpant sur la sombre toile du fond, les montagnes du Morvan. C'est là que la route s'engage,
chaussée baissée, et qu'elle dévale capricieuse, en
serpentant. De loin en loin s'amorcent quelques
sentiers perdus, ombreux, — des sentiers d'amours
buissonnières. D'en haut descend la fraîcheur ;
d'en bas monte le silence, les deux grandes choses
magnifiques de la solitude. La route va tomber
sans issue dans un abîme feuillu. Non, une
étroite vallée nous dégage — la Vallée — où
quelques prairies se sont frayé un existence
verdoyante et ignorée. La hauteur des bois se
hausse à mesure que la profondeur des prairies
se creuse. Ils s'étendent dans les départements
voisins et sur la carte se répandent comme de
grandes taches irrégulières d'huile verte. Par là,
quelques fermes isolées au toit à fleur de terre,
le moulin des Planches, assurent qu'il est encore
des vivants en ce monde.

Comment sortir de ces montagnes et de ces
forêts emprisonnant la route ? Hop ! les vaillants
petits chevaux ! — Hop ! A gauche un mamelon
cultivé, gazonné, avec des bouquets d'arbres

massés comme un chœur pour chanter quelque oratorio nocturne : C'est Bizy ! C'est son château ! C'est son lac ! — Terre ! — Pougues ! — Le pays est connu et Pougues n'est pas loin.

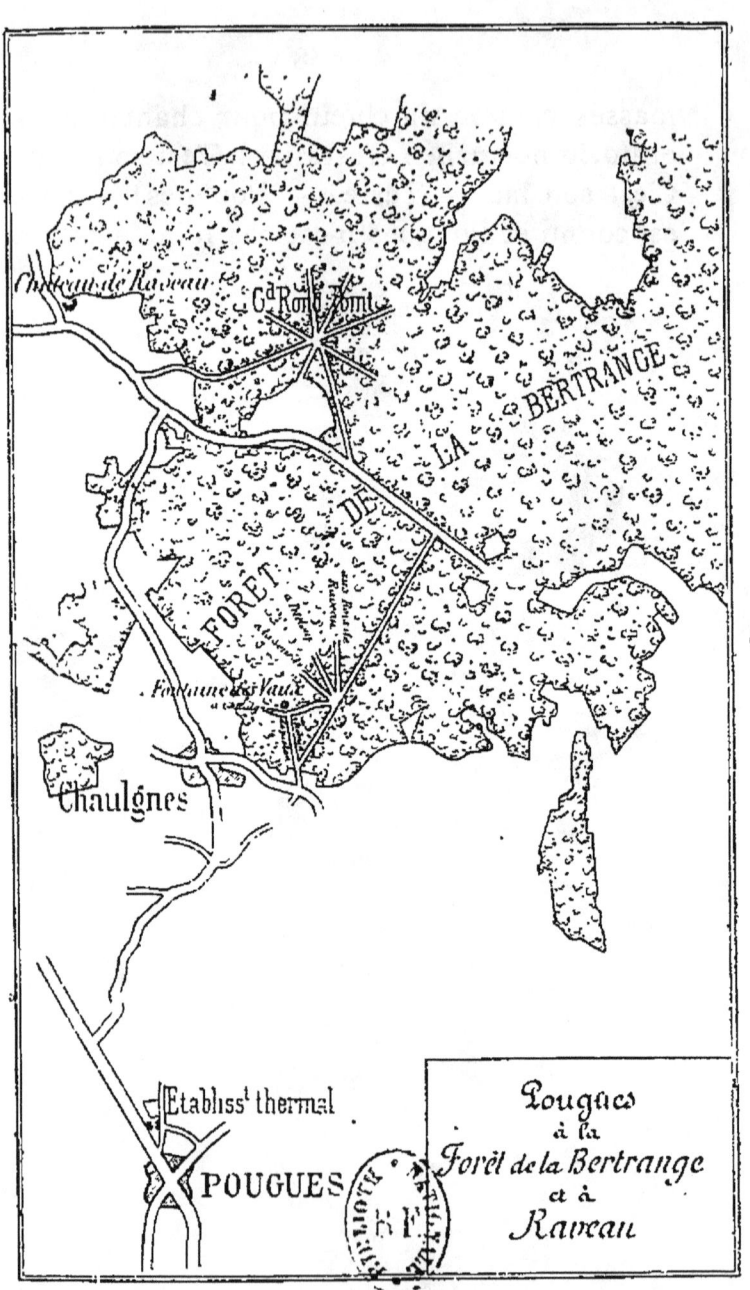

Neuvième Excursion

CHAULGNES — FORET DE BERTRANGE — RAVEAU

E. L.

Chaulgnes, 7 kil. 5 ; La Fontaine des Vaulx, 3 kil.; Le Bois de Raveau, 5 kil.; Le Grand Rond, 1 kil. 5 ; Chateau de Raveau, 4 kil. 2. — Retour par Les Petites-Maisons, 2 kil.; Le Grand-Soury, 3 kil.; Langle, 3 kil.; Chaulgne, 1 kil. 6; Embranchement par la route de la Charité, 5 kil. 5 ; Pougues, 2 kil.

Je ne prétends vous prendre ni par trahison ni par famine. Il s'agit, aujourd'hui, de partir de l'hôtel deux heures après que le soleil est parti de l'horizon. Il s'agit aussi d'aménager dans une corbeille tout le menu d'un déjeuner confortable. Je ne vous fais grâce que de l'eau dont le bon Dieu s'est chargé, ainsi que de la nappe, si tant est que votre délicatesse se contente d'un tapis de gazon.

Vous souvient-il des Coques ? Cheminons

jusqu'à l'avenue qui vient prendre les touristes à gauche pour les amener au château ; mais continuons avec la route. Des vignes au premier plan; au dernier, le village de Chaulgnes — comme un papillon blanc saisi par les deux branches d'une pince, — la colline boisée des Coques à gauche et la forêt de la Bertrange à droite. Hâtons-nous le long d'une légère montée, et voici, sur un monticule, le papillon au long corps blanc, — son clocher, et aux ailes écaillées, — ses toits d'ardoises et de tuiles.

Je suis marri de rencontrer là cette jeune église dans son aube blanche toute neuve, au lieu de la vieille église dans sa soutane noire romane. A la place de la porte en anse de panier et des fenêtres tréflées, je trouve des baies et des rosaces en dents de scie, — un gâteau très soigné mais sans caractère. Le pinceau et le plumeau s'y sont escrimés. Pour me consoler, j'ai cherché le riche retable à statuettes, à têtes d'anges, dominé par une Vierge Mère dans sa niche en coquille; c'est en vain. Je me suis retourné pour interroger l'élégante chaire de la Chartreuse de Bellary, avec la Vierge, saint Pierre, saint Michel, saint Georges sculptés sous des arcatures à colonnettes. Inutilement encore. La chaire a été vendue à un antiquaire de passage, et le retable au musée de Varzy. Il ne reste du passé qu'un très ancien bénitier de fonte avec une rangée de têtes aux lèvres pincées et au nez allongé, — ce qui ne m'a plus étonné dans cette église ravagée par les huguenots jadis, et par son curé aujourd'hui. Quelques anciennes statues de saintes et de saints, — en dépit de leurs services pieux et de leur expressive naïveté,—sont allés finir leurs jours de bois sous les noisetiers du presbytère où la pluie les trépane, où ils servent de perchoirs aux moineaux irrévérencieux.

Quittons Chaulgnes. A droite, le hameau de Langle et rentrée dans les vignes folles et feuillues. A quel prix le sont-elles ? Si vous pouviez voir, au printemps, ces escouades de jeunes filles et de vieilles femmes — une hotte au dos — monter péniblement les fumiers le long de ces côtes pentueuses ! A ce labeur malpropre et harassant, elles gagnent de 75 centimes à 1 fr. 50. Pour elles, aucune industrie de leur sexe et de leur faiblesse autour du foyer et non loin des enfants. Bah ! Elles portent, avenantes et gaies, la vie comme leur hotte. Pauvres jeunes belles ! pauvres vieilles grands !

Nous suivons en sens contraire l'autre branche de la pince, après avoir laissé Chaulgnes derrière nous au bout de la vallée, et nous surplombons Langle à l'autre bout — Langle dont les arbres agitent leurs feuilles et les cheminées leur fumée. Montons encore : la luxuriante vallée fermée s'abaisse sous nos pas comme un décor qui rentre en terre. Presque immédiatement, un chemin, à gauche, nous jette dans les taillis, et le premier sentier à gauche, dans le gazon et les bruyères, nous entraîne au fond mystérieux d'un cratère de verdure. Là, descendent et se réunissent chemins et sentiers auprès de la fontaine des Vaulx, dans le silence, l'herbe, les branches et les oiseaux. On s'y étonne d'abord ; on y taquine bientôt les échos de sa voix. Le déjeuner sera ravissant au milieu de ce cabinet champêtre où, sur une butte circulaire tapissée de pâquerettes, se dresse un platane. Dans un recoin, entre deux sapins, se dégage, murmurant sous le lierre et la mousse, une source d'une limpidité azurée.

C'est un vrai cadre Louis XV, où Watteau aurait bien certainement peint, du bout de son pinceau, un déjeuner sur l'herbe. Plus malin que Watteau, nous allons l'y faire en réalité et à pleine fourchette. En attendant, c'est un épanouissement de gaieté et de jeunesse dans le soleil levant et les feuilles pailletées de perles de rosée. Les chevaux sont vite parqués, là-bas, avec permission de mettre le nez et la mâchoire dans l'herbe. Ici, l'office improvisé se garnit des provisions de la corbeille. Sur cette nappe de gazon, avec le platane pour surtout de table, les messieurs éviteront aux dames la fatigue de disposer le couvert pendant que les plus raffinés porteront doucement les bouteilles rafraîchir dans l'eau de la source. Il ne suffit pas qu'elle soit belle, il faut qu'elle soit utile. Les enfants. — s'il y en a, —

se pourchasseront en essaim bruyant, et les papillons, — il y en aura, — se poursuivront deux à deux et muets. Dans le soleil, au va-et-vient, les bijoux rivaliseront d'éclats chatoyants, tandis que les oiseaux se provoqueront de battements d'ailes et de trilles. Rires, cris et roulades. C'est parfait!

Le déjeuner est servi! — *ô nouvelle agréable!* C'est dans la vie comme dans l'opéra. Bon appétit et cœur joyeux, rien de mieux pour trouver tout excellent. Plus d'un trait d'esprit ne pourra traverser une sérieuse bouchée de pâté ou de galantine: tant pis! Les vins taquins émailleront les prunelles et fleuriront les joues: tant mieux ! L'existence, à ces heures-là, n'a que des promesses sincèrement bleues.

Au dessert, comme au bon vieux temps, il sera permis de chanter à tour de rôle sa chansonnette. Nos grands-pères chantaient, — on me l'a dit : — *Eh! vogue la galère, tant qu'elle pourra voguer;* et, tout le temps que la galère voguait dans le refrain, ils embrassaient nos grand'-mères.

S'il se trouve un poète qui ne puisse être heureux ou bien digérer sans rimer, on lui laissera improviser des vers dans le genre de ceux-ci:

> O Dieu bon qui nous as donné l'essentiel :
> Un pâté froid dans l'herbe et le soleil au ciel !

Si quelqu'un veut conter un de ces contes auxquels on prend encore un plaisir extrême, comme le bon la Fontaine pour *Peau d'Ane*, il pourra le conter. Je vais même lui souffler la légende d'un de ces bois d'alentour ; la légende d'une source qui dévide, sous une pierre, son mystérieux et limpide peloton bleu.

— En frissonne-t-on ?

— On en frissonne. Écoutez plutôt ! Chaque année, le lundi de la Pentecôte, à midi, on entend sonner dans cette source comme dans un clocher souterrain. Voici pourquoi. Au temps des croisades, un noble vassal de l'abbaye de la Faye partit pour la Terre sainte, laissant sa jeune femme désespérée et inconsolable. Or, le prieur de l'abbaye eut grand'pitié de la belle enfant et, avec l'aide du diable, finit par la consoler. Mais l'époux retournant des pays sarrasinois, monsieur le prieur crut prudent de jeter le froc aux orties du couvent et de décamper. Le chevalier, furieux, ne trouva de vengeance plus horrible que de s'en aller décrocher la cloche d'argent du monastère. C'était le lundi de la Pentecôte. Point de fête sans cloche ! et les moines se mirent à la poursuite du ravisseur. Ce dernier, serré de près et entêté, précipita la cloche dans la source du bois de la Faye, la couvrit d'une pierre et disparut pour jamais de ce monde. Depuis, en mémoire et à l'heure de ce vol sacrilège, le lundi de la Pentecôte, à midi, la cloche d'argent de l'abbaye renouvelle dans les abîmes de la source ses tintements lointains.

Vous serez en saison à Pougues, ce lundi-là, peut-être. Allez-y donc... entendre !

Il faut cependant songer au départ. Dans les déjeuners Watteau de *l'île de Cythère*, on s'oublie éternellement sur l'herbe à faire miroiter au soleil les cassures de sa jupe de satin et à gonfler de spirituelles bulles de savon. Mais ce qui vous rappellera peut-être ici à la réalité, comme il nous est advenu, ce sont de vieilles villageoises qui, — pieds nus, en haillons et hotte sur le dos, — passeront là-bas, venant de bûcheronner. Dans les *fêtes galantes* et les *amusements champêtres* des peintres aimables du XVIIIe siècle, la misère ne se montre jamais.

Donnez donc la desserte aux vieilles bûcheronnes et laissez les miettes pour les petits oiseaux. Tout le monde alors aura déjeuné.

Le campement ploie bagages, et en route ! Les serviettes froissées et les flacons vidés rentreront dans la corbeille ; les chevaux, dans les brancards ; les enfants, dans les voitures. La gaieté, elle, reste au cœur, dans les yeux et sur les lèvres, et elle remontera à pied, par le sentier dans les bruyères, du fond de cette solitaire, silencieuse et fraîche fontaine des Vaulx, pendant que l'attelage s'essoufflera à gravir le chemin pentueux.

J'ai tant fait que nos gens sont enfin dans la plaine :

Et la gaieté roule maintenant sur la belle et longue percée à gauche dans les bois. Une traverse se présente à droite avec une haute borne forestière, lettre majuscule d'un nouveau chapitre, — le chapitre des grandes forêts. Les bois s'accentuent ; il grandissent par le haut; ils s'épaississent par le bas. Ils constituent le fief des sangliers. Les sangliers ont leurs bauges là-dedans, où les chasseurs, en fanfarant au cri de ralliement de la Société cynégétique nivernaise : *A moi, Morvan !* pourront en tuer beaucoup, à moins qu'ils ne soient préalablement décousus. Mais une nuit d'hiver rigoureux en fait un formidable abatis. En 1879, les gardes forestiers en trouvèrent quarante-cinq roide-gelés par une seule battue de bise.

Les voitures débouchent bientôt en plein découvert majestueux au milieu des hautes futaies. Le *Grand-Rond* développe là, en étoile et à perte de vue, ses sept rayons de route, — avec l'inconnu aux extrémités. Des sapins, régulièrement espacés, lui font un premier plan circulaire. C'est la solennité des lignes imposantes, du silence religieux, des profondeurs ténébreuses. Il faut entendre gronder le vent par les sept immenses avenues comme à travers sept gigantesques tuyaux d'orgues. Ces grands arbres rendent de puissants accords.

Nous avons quitté un Watteau galant pour un théâtral Van der Meulen. L'imagination a bientôt évoqué là un de ses royaux rendez-vous de chasse. Il semble que l'on va voir tôt déboucher les cavaliers empanachés et rouler les lourds carrosses du Roi.

Arrachons-nous à la fantasmagorie et fuyons par le rayon de l'étoile, à l'ouest. Les futaies se rapetissent; les fourrés vous reprennent. D'un pli de terrain on sort sur le hameau de la Vache et le hameau de la Charbonnière. A droite, le clocher carré de Raveau, sonnant pour saint Gille et saint Leu, pointe dans les blés.

Le village de Raveau n'a rien d'intéressant que son château, à 1,500 mètres. Il appartient au marquis de Lambel. Un corps de logis entre deux ailes en retour et dont les toitures en zinc ont la forme de certains gros bateaux renversés; un immense boulingrin taillé sur un patron princier, un vaste étang, des perspectives magiques, un parc d'une lieue de tour clos de murs. Partout, une impression de fortune et de simplicité, de grandeur et de sévérité à la fois. Puis, au-dessus de la porte d'entrée du logis principal, une modeste statuette de la Vierge apparaît soudain dans une niche, dominant d'une touchante pensée chrétienne cette riche demeure.

Quittons Raveau et, à gauche, entre les Petites-Maisons, regagnons vite Chaulgnes et, par la route de Chaulgnes, notre chère nymphe Pougoise.

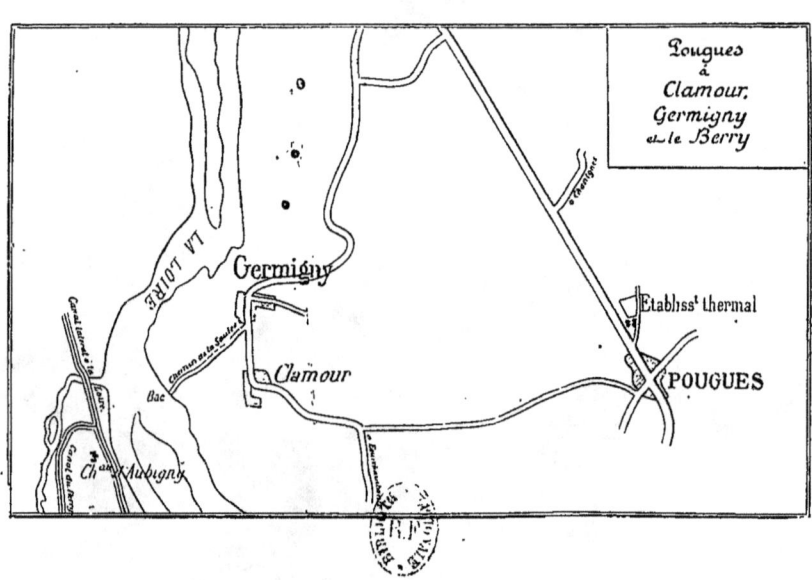

Dixième Excursion

CLAMOUR — GERMIGNY — LE BERRY

E. C.

Les Morins, 2 kil. 6; Clamour, 1 kil. 8; La Saulaie jusqu'au bac, 2 kil.; Le Berry, 1 kil. (en bac); Château d'Aubigny, 0 kil. 2; Germigny, 1 kil. 7. — Retour par Chevigny, 1 kil. 5; Le Tremblay, 2 kil. 3; Pougues, 4 kil.

Connais-tu le pays où la Loire court si fraîche, où la plage est si tiède? le pays de la coupe et du plongeon dans l'eau ; le pays du plat-ventre sur le sable au soleil?

Connais-tu le pays où l'immense saulaie est dans ses gazons ras semée de touffes basses? le gras pays du lièvre, de la chasse facile où le chien d'arrêt quête en remuant la queue?

C'est là qu'il faut nous rendre aujourd'hui, chasseurs et baigneurs, en prenant la route de Soulangy, jusqu'au village des Morins. Aux Morins, nous passons outre et poussons droit, — montant dans les vignes, redescendant dans les emblaves.

Le village de Clamour sur une sorte de falaise, comme un poste de grand'gardes, domine la saulaie, — labours, terrains vagues, bancs de sable et la Loire. Clamour, dans la débâcle de l'histoire et les vicissitudes du temps, a sauvé son nom d'origine : *Clameurs*. En effet, à l'époque romaine, Clamour était un poste militaire chargé de clamer autour de lui en cas d'alerte.

Nous n'avons que deux moyens de gagner la saulaie : sauter de Clamour en bas, ce que je ne vous conseille pas, ou bien atteindre patiemment Germigny, qui, par un retour à gauche, nous y amènera *piano* mais *sano*. Cette fois, Clamour se détache au-dessus de notre tête. Lui et un château blanc, en face, dans le Berry, vont nous servir de points de repère pour gagner la Loire. Des peupliers se massent comme un bataillon en retraite au pied de Clamour. En avant, la terre cultivée a conquis le sable et le sable à son tour conquiert la terre cultivée. Il existe entre ce sol et le fleuve un farouche et perpétuel débat, très envenimé aux jours d'inondation. Les pâturages en conservent des plaies jaunâtres. A perte de vue, s'espacent ensuite les saules en buissons où paissent quelques bêtes perdues et multiplient les lièvres.

Je laisse les chasseurs aux aventures de leur

passion, au flair de leurs chiens et à la bénédiction de saint Hubert.

La zone de sable pur, moelleux et chaud va mourir au bord de l'eau. Le soleil y allume ses infiniment petits yeux de mica. Le sable invite à s'asseoir d'abord, puis à s'étendre et à se vautrer enfin. Il y a la rage du sable à laquelle on n'échappe guère ; elle a ses délices.

La Loire appuie son arc d'eau à un arc de pierre sur l'autre rive. Le Berry ne veut point lui permettre ce que lui permet la Nièvre. Il a mis son holà de perrés. Sur ses bords, villages, châteaux et clochers se développent dans sa verte et riante courbure : le « Poids-de-fer » éparpillant ses maisons, « les Aubigny » groupés autour de leur clocher neuf, le château des Aubigny ; derrière, « Marseille », le château de Marseille, les Hautes-Beffes, les Rauches, — que sais-je ? J'ai plus vite fait de voir que de nommer.

Il s'agit d'aller à 1,500 mètres toucher barre en Berry : — Ohé ! le passeur ? Et le passeur, la gaffe au poing, vous prend dans son bac. — Et, vogue le bac ! Il se faufile sur des lagunes et louvoie entre des îlots. On en sort cependant pour couper le large courant. La Loire a, du milieu de son lit, la forme d'une S démesurée avec l'anse des Hautes-Beffes à droite comme l'anse de Fourchambault à gauche. Autour du bac tournoient de muets tourbillons. La rive berrichonne se rapproche, accusant mieux le profil de ses masses, accentuant davantage ses clairs et ses obscurs et découpant nettement ses lignes de terrain et ses silhouettes de fabriques.

Le bac a touché. Voici, près de l'église d'Aubigny, le canal latéral à la Loire — un vrai chemin d'eau qui marche. Le canal du Berry s'y embranche pour Bourges, Vierzon, etc. Un bateau chargé de pierres passe tranquillement sur un pont enjambant lui-même la rivière de l'Aubois qui jette à la Loire ses eaux et son nom. C'est un étrange spectacle et qui transporte, soudain, dans une de ces eaux-fortes hollandaises où les bateaux voguent, là-haut, au niveau et dans les ailes des moulins à vent.

Le château d'Aubigny, à M. Paul Servois, vaut que vous soyez indiscrets avec sa grille d'entrée. D'immenses tapis verts, en avant du château, ne sont séparés du fleuve que par une haie d'aubépine. C'est presque un vote de confiance que cette haie. Si fragile obstacle à si impétueuse force! Le château à perrons et à terrasses présente, comme charnière à ses deux ailes, une tour centrale hexagone à trois pans dégagés. Situation admirable au milieu de spacieux et opulents herbages, avec bosquets et bouquets d'arbres aménagés à l'avenant.

Voilà donc ce Berry où il est plus de bruyères que de bois et plus de bétail que de blé. Nivernais et Berry, — en dépit de la Loire, — peuvent s'entendre fort bien, comme Clamour nous l'affirme et comme le confirment deux voix se répondant d'une rive à l'autre.

Reprenons le bac. — Et, vogue le bac !

Le gros des baigneurs se reploie dans le sable et il prendra en passant les chasseurs dans la saulaie pour continuer ensemble l'excursion par Germigny. Le portail romano-ogival de son église se modillonne d'encensoirs, de calices, de têtes d'anges poupards aux ailes en collerettes lâches ou en roides faux-cols. Au pignon, une Vierge tient son enfant avec une naïve prétention. Ce joli portail est appliqué sur une vulgaire façade en maçonnerie. Il ne faut en vouloir à personne — qu'aux impitoyables guerres de religion.

En sortant de Germigny, une route charmante passe un ruisseau et, sur la droite, à une portée d'arbalète, nous montre Seisseigne et son château, au général Ducrot.

C'est sur cette colline-là que le fameux de Marchangy s'isolait en villégiature. Marchangy tout court, de par le vigneron son père, devint procureur de l'Empire, grâce à quelques vers sur Napoléon et, sous la Restauration, avocat à la cour de cassation, grâce... Oui, grâce ! — Soit !

Il est connu, comme littérateur, par son livre *la Gaule poétique*, — histoire de la France poétique, religieuse et monarchiste qui ramena les habitudes, les mœurs, les arts, les costumes et le mobilier de la vieille France féodale. Il est célèbre, comme homme politique, par ses implacables animosités de parti qui valurent au chansonnier Béranger plusieurs emprisonnements et la tête aux quatre sergents de la Rochelle. Marchangy, pendant les vacances, se retirait à Germigny, où son tempérament frêle et nerveux cherchait le repos et la santé. Il avait quarante-quatre ans et travaillait, dans cette solitude, à *Tristan le voyageur*, quand il mourut sur le dernier chapitre.

Le souvenir sanglant des quatre sergents troubla les dernières heures de son agonie. Il laissa une fille unique mariée au comte d'Imbrowski.

A gauche, Montalin, à peu près inaccessible, couronné par un ancien château, jadis au président Brisson qui, emprisonné sous la Ligue au Petit-Châtelet par la faction des Seize, fut pendu à une poutre de la chambre du Conseil, le 15 novembre 1591. Des hommes, couverts d'un rochet noir à grande croix rouge, vinrent le chercher au Petit-Châtelet. Le Président demanda vainement à terminer un livre de droit.

Brisson et Marchangy, — à travers les siècles — voisins en Nivernais, — l'un faisant pendre, l'autre étant pendu, — ne purent, ni l'un ni l'autre, finir le livre commencé.

Nous atteignons le village de Chevigny appuyé sur de luxuriantes prairies et de vastes labours. Des fermes, la Chaume, les Riots, se dressent de loin en loin, poteaux indicateurs de notre chemin de retour. Une avenue de hauts peupliers nous saisit, coupée par une route d'aventure, par la voie ferrée, par la route de la Charité, et se continue enfin jusqu'au château du général de La Malle.

Pour nous, qui avons tourné à droite sur cette vieille et magnifique connaissance — la route d'Antibes — suivons-la jusqu'à Pougues entre sa double rangée de peupliers à toute hauteur et comme cisaillés au cordeau sur le ciel.

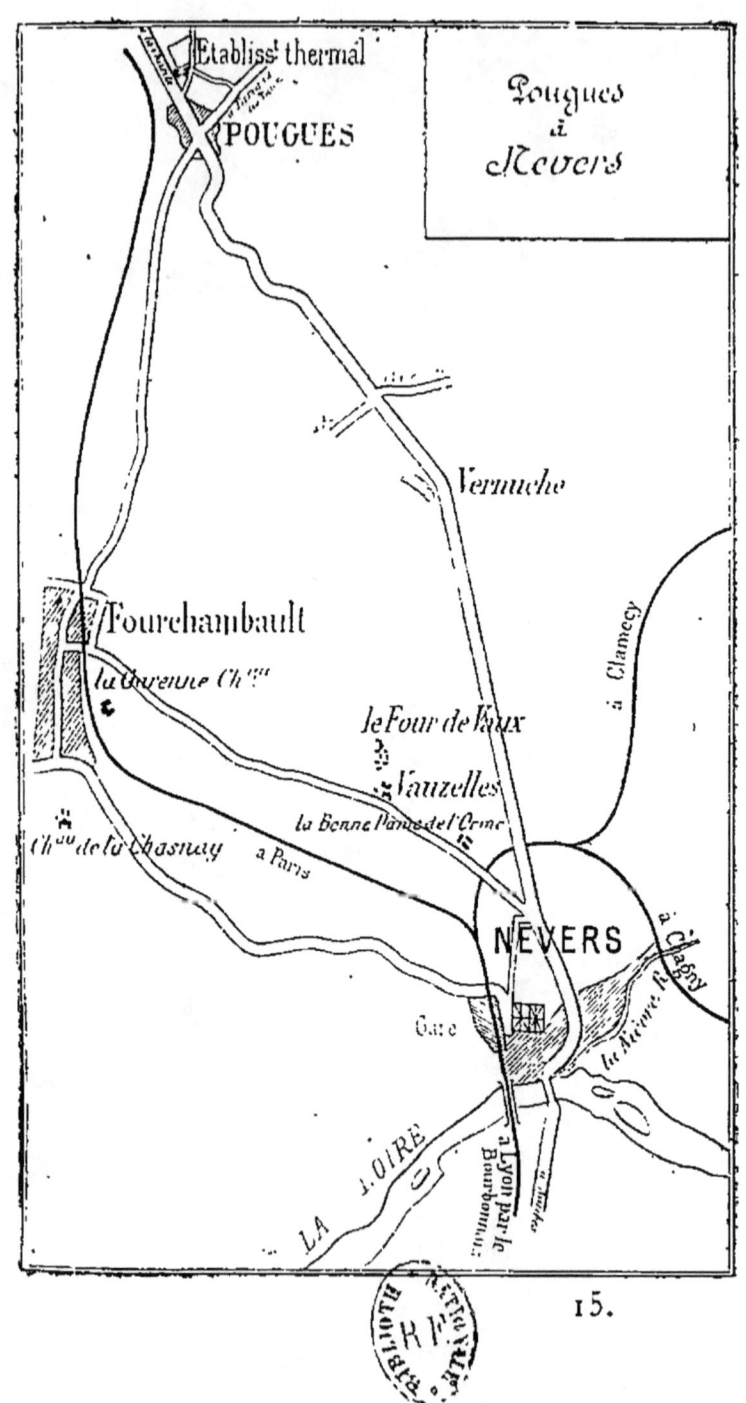

Onzième Excursion

NEVERS

E. M.

Varennes-les-Nevers, 5 kil.; Pignelin, 1 kil; Vernuche (château), 0 kil. 5 ; Nevers, 4 kil. 5. — Retour par La Bonne Dame de l'orme, 2 kil.; Vauzelles, 0 kil. 5 ; Château de la Garenne et Fourchambault, 4 kil.; Garchizy, 4 kil.; Pougues, 3 kil.

La route de Paris à Antibes traverse Pougues, escalade sa colline et se met ensuite à serpenter. A droite, une opulente plaine fermée par le cadre éternellement splendide de la Loire. La cathédrale de Nevers se profile comme un vaisseau échoué au-dessus d'un flot de toits. De riches maisons de campagne bordent les deux côtés de la route; enfin Nevers s'ouvre, là-bas, par la porte de Paris, élevée en souvenir de la victoire de Fontenoy par le maréchal Maurice de Saxe, grand-père de Mme George Sand, et ho-

norée de vingt mauvais vers payés cent louis à
M. de Voltaire, historiographe du roi Louis XV;
Nevers — dont je n'ai ni le temps ni la place de
vous décrire les monuments. Regardez et voyez;
à moi seulement de les éclairer d'une anecdote.

LA VILLE DE NEVERS

Nevers, sur la rive droite de la Loire, capitale des
Éduens avec le nom de *Noviodunum*, une des plus
anciennes et puissantes villes des Gaules, aide à
Vercingétorix, est soumise par César et s'appelle
dès lors *Iberus* ou Ville du printemps.

Le diocèse a précédé la province. Ses évêques,
seigneurs temporels, étaient comtes d'Urzy, Parzy
et Prèmery, dont les châteaux figurent dans leur
blason. Le Nivernais devient ensuite seigneurie
territoriale, et le comte fait la guerre, bat
monnaie et rend la justice en son nom. En 1347,
il est érigé en duché-pairie. Longue liste de
maisons historiques, du comte Landry, son
premier maître, au duc Julien Mancini, le dernier.
Ce Mancini, neveu du cardinal Mazarin, l'acquéreur du duché — après avoir vu fondre en 1793 sa
couronne à la Monnaie, été législateur en 1795
sous le nom du citoyen Nivernois, mourut académicien. Le duché, qui avait commencé féodalement par l'épée, finit démocratiquement et
par la plume.

Nevers alors fourmillait de couvents hérissés d'une multitude de clochers dont les mariniers de la Loire avaient baptisé les cloches : la Grande-gueularde et la Sermonnière de Saint-Cyr, la Long-diseuse des Jacobins, la Babillarde de l'Abbaye, etc. Tant de clochers, qu'on surnommait Nevers la *Ville pointue* et que le représentant Fouché en fit abattre trente en une semaine !

Nevers eut en 1231 une chartre de commune. Article 20 : « Il est permis aux bourgeois de pêcher dans les eaux de la Loire, de la Nièvre et de la Moësse ». Nevers, en 1692, eut un premier maire que les échevins en robe rouge et la bourgeoisie en armes conduisirent à l'hôtel de ville, vêtu d'une robe cramoisie doublée de velours noir, ganté de gants à franges d'or, escorté de deux laquais dont l'un portait la queue de sa robe, et l'autre sa provision dans un sac de velours noir.

Les misères ne lui faillirent pas. En 1217, horrible famine. Mgr l'évêque saint Léger nourrissait tous les jours deux mille pauvres. Pendant le xve siècle, pestes et famines. En 1484, incendie en été ; puits et fontaines taris, on se sert de vin pour l'éteindre. En 1560, les forges dévoraient tant de bois que l'autorité urbaine les fait démolir.

Nevers avait des murailles, cinq portes et cinq quartiers, et portait d'azur semé de billettes d'or, au lion d'or armé et langué d'or brochant sur le tout, et le tout couronné d'une guirlande de fleurs.

Je raye de notre visite les monuments sans histoire et sans caractère. Que vous importent une préfecture bourgeoise, une église de l'Oratoire vulgaire, les Minimes magasin à fourrage, le collège — l'ex-collège des jésuites, un hôtel de ville bien installé, des casernes vastes, des prisons presque coquettes avec leurs façades blanches et leur cour fleurie, l'évêché de 1760 avec sa galerie au premier étage et sa collection de portraits d'évêques, une bibliothèque enrichie par le pillage des monastères, un musée de peintures modernes sans vraie valeur ?

Voyons, à Nevers, les monuments d'art ou de souvenirs. A tous seigneurs, tout honneur ! la cathédrale Saint-Cyr et le château ducal.

LE CHATEAU DUCAL

Il a pour cour d'honneur la Grande Place. Au XVIe siècle, elle était ceinte de murailles crénelées ; c'était l'âge des guerres ; au XVIIe siècle, une belle grille de fer la clôtura et on la mit à la mode de la place Royale de Paris ; c'était l'âge des fêtes. Au XVIIIe, la Révolution, de cette grille fit des piques ; et, depuis cette ère démocratique, la place est restée ouverte à tous et tous les jours.

Le château fut construit au xv⁰ siècle par Jean de Clamecy, *sans terre*, le dernier mâle de la maison de Bourgogne, né le jour d'Azincourt où son père était tué, et pour cela nommé Tristan par sa mère. Il fut embelli au xvi⁰ par la Renaissance dans les principes de cette règle architecturale du temps qui masse l'ornementation au centre et la clairsème insensiblement jusqu'aux extrémités.

Long parallélogramme flanqué de deux grosses tours rondes et de deux tourelles octogonales à pans engagés. La tour octogonale centrale du grand escalier porte dans ses bas-reliefs la légende de saint Hubert et celle du chevalier du Cygne, par Jean Goujon ou ses élèves. Il a grand air sous ses immenses combles aigus et élevés, avec ses lucarnes peuplées de Renommées, de cariatides et d'enfants, ses baies carrées à meneaux, ses élégantes cheminées en faisceaux de colonnettes. Les diverses maisons ducales l'ont timbré de leurs devises, légendes, écussons de familles, manteaux de duché-pairie. Ce sont les bâtons noueux de Jean de Clamecy, les plumes d'autruche des d'Albret ; le cygne d'argent qui est Clèves et l'aigle de sable qui est Mantoue ; l'Olympe, cimier des Gonzague ; en aiguilles à ses flèches, l'épi avec la couronne de laurier ayant remplacé le cygne.

Ce cygne là-haut et dans les bas-reliefs rappelait l'origine légendaire des Clèves. Le comte

Jean II de Nevers fut emprisonné par Charles le Téméraire qui l'accusait d'avoir voulu l'envoûter. Sa fille Élisabeth épousa le duc de Clèves à qui elle apporta en dot le comté de Nevers.

Or, les Clèves venaient de Clèves, sur la rive gauche du Rhin, et du vieux *château des Cygnes*, le Schwanenburg, au centre de la ville, sur un rocher, et dont la tour massive avait été fondée, dit la tradition, par Jules César. Au bord du Rhin, il y avait tournoi. Tout à coup, on vit s'avancer une barque qu'un cygne tirait au bec par une chaînette d'argent. Dans la barque un jeune et beau chevalier, Hélias, qui débarqua, jouta et fit *de grands et non pareils faicts d'armes*. Le cygne et la barque s'étaient éloignés sur le fleuve. La gente fille du roi s'éprit du beau chevalier. Ils s'épousèrent, ne s'expliquèrent jamais et eurent plusieurs jolis enfants. Un jour, cependant, barque et cygne reparurent cinglant vers la rive. Le chevalier devint fort triste. Mais, sans mot dire, après avoir tendrement embrassé ses enfants et leur mère, il monta dans la nacelle et à tout jamais reprit le chemin du mystère par lequel il était venu. Pour l'honneur de l'abandonnée et de l'inconnu, j'ai appris que l'un et l'autre moururent de chagrin ; les petits continuèrent la famille des Clèves, retrouvée dans toutes les généalogies des maisons souveraines de l'Europe.

Les Clèves régnèrent sur le Nivernais jusqu'en

1565, où Louis de Gonzague, fils du duc de Mantoue, élevé à la cour du roi Henri II de France, devint duc de Nevers par son mariage avec la belle Henriette de Clèves. Le poète Ronsard a, dans ses vers, souvent chanté *les yeux verts* de la duchesse de Nevers. Louis de Gonzague amena avec lui une cour de superbes dames et de magnifiques gentilshommes, et une nuée d'Italiens envahit Nevers à sa suite, faisant à la ville de nouvelles mœurs, de nouvelles fêtes et de nouvelles grandeurs.

La poésie du XIIIe siècle a mis au château ducal la scène du Roman de la Violette sur le comte Gérard de Nevers et la belle Eurient.

Le palais ducal est occupé aujourd'hui par le musée des faïences et les tribunaux. Les salles de justice sont boisées, murs et plafonds, de chêne sévère avec les armoiries des maisons souveraines du Nivernais en antéfixes sur des corbeaux. La salle des Pas perdus, l'été, est le jardin des ducs, le long duquel s'étend la façade nord du palais sans ornements autres qu'une porte carrée encadrée d'une simple ogive à choux frisés.

Entrez partout, regardez, jugez et émerveillez-vous.

LA CATHÉDRALE SAINT-CYR

La cathédrale — Saint-Cyr depuis le IXe siècle — rebâtie quatre fois, possède deux absides : l'une romane, à l'occident; l'autre gothique, à l'orient.

Sa tour carrée à trois étages marie la Renaissance au gothique dans ses galeries et balustrades découpées, ses fines tourelles angulaires, ses gargouilles béantes et tordues, ses statues de prophètes et de saints et sa luxuriance de feuillages ciselés. Elle a deux portails : celui du nord, portail de Saint-Christophe ou du Doyenné (1,290); celui du midi, portail de la Loire (1491), peuplés par le paradis dans leurs ceps de vigne et leurs branches de chêne où la Révolution a martelé comme sur les tombeaux.

A l'intérieur, le chœur est sensiblement incliné à droite pour rappeler la position de la tête du Christ sur la croix. Anciennement il était tendu d'une tapisserie représentant le martyre de sainte Julitte et de saint Cyr, exécutée par la comtesse Marie d'Albret et les dames de sa cour, comme celle de Bayeux par la reine Mathilde. Elle était destinée à son frère naturel Jacques d'Albret, évêque de Nevers. Mais, croyant avoir à se plaindre de messieurs du chapitre, elle donna leurs visages aux bourreaux de Tarse.

La nef est d'un gothique sévère aux élégantes sculptures et aux splendides vitraux. Parmi les chapelles, deux avec retables de pierre : l'un représentant les gloires de Marie; l'autre, la vie de saint Jean-Baptiste. Sur le pavé, une méridienne tracée par Cassini, de passage lors de la triangulation de la France.

La légende naïve de saint Cyr et de Charlemagne se retrouve partout. C'est d'elle qu'est sortie, au-dessus d'une crypte, cette cathédrale, — un assez joli berceau pour un enfant de trois ans. Saint Amateur, évêque d'Auxerre, avait rapporté d'Antioche les corps de sainte Julitte et de saint Cyr. Saint Gérôme, évêque de Nevers, conseiller de Charlemagne, obtint un bras de saint Cyr et fit de l'enfant le patron de Nevers.

Sous Dioclétien, sainte Julitte, du sang des rois d'Asie, est arrêtée comme chrétienne à Tarse, avec son enfant âgé de trois ans, qui égratigne le visage du gouverneur. Le gouverneur saisit l'enfant par les pieds et lui brise la tête contre le pavé. La mère est écorchée vive, puis, les pieds trempés dans la poix bouillante, est décapitée. Les deux cadavres, jetés à la voirie, sont recueillis par deux servantes et enterrés dans un champ.

Or, l'empereur Charlemagne rêva de chasse un jour. Seul, au milieu d'une forêt, il se voit assailli par un sanglier furieux. Il se précipite à genoux et implore Dieu. Un enfant lui apparaît qui lui promet son secours s'il consent à vêtir sa nudité. L'empereur promet, et l'enfant, enfourchant le sanglier, le saisit par ses défenses et le conduit à l'empereur qui le perce de son épée. L'enfant était saint Cyr, et voilà pourquoi il est représenté à cheval sur les armoiries du chapitre de Nevers et sur le bas-relief de la façade.

Cette cathédrale vaut qu'on l'étudie dans ses nombreux et moindres détails.

LE PARC

Il débouche sur la place de la Halle. Au XVIIIe siècle, le parc n'était qu'un grand carré long, serré par des vignes. La belle Mme de Prunevaux s'y promenait souvent avec le duc Julien Mancini. Elle témoigna le désir de voir le terrain des vignes ajouté au parc, afin de mettre le cours de la Loire dans la perspective. Ce que femme voulut, Mancini voulut.

Ces vieilles et larges allées de tilleuls étaient la promenade favorite des princesses Anne et Marie de Gonzague, filles de Ch. de Gonzague, duc de Nevers et de Mantoue. Le poète Adam Billaut a souvent parlé des promenades matinales de la princesse Marie, qui était petite, blanche, avec des yeux et des cheveux tout noirs, si l'on en croit son portrait par Nanteuil, à Versailles. Les vers de maître Adam nous apprennent qu'elle s'y faisait suivre d'une biche favorite. Le pauvre menuisier lui adressait de longues poésies pour un habit, une paire de souliers; il la remercie d'un étui, et célèbre sa beauté en pompeux alexandrins.

Les deux sœurs dont le souvenir reste en promenade dans ce parc étaient deux singulières personnes.

La cadette, Anne de Gonzague, débuta dans la vie galante par une liaison avec Henri de Guise, archevêque de Reims à 15 ans. Le jeune prélat lui signa de son sang une promesse de mariage et la délaissa au plus tôt. Elle rabattit ses tendresses sur le chevalier de La Vieuville, puis enfin épousa le prince Edouard de Bavière, cinquième fils de l'empereur Palatin. Elle prit le nom de princesse Palatine, intrigua beaucoup à la cour, devint vieille, dévote, écrivit ses *Mémoires*, mourut, et eut sur son cercueil une habile oraison funèbre de Bossuet.

L'aînée, Louise-Marie, suivit sa sœur à la cour de France. Gaston d'Orléans, frère de Louis XIII, aux eaux de Pougues s'en était épris. Marie de Médicis termina brusquement le roman par sa détention au château de Vincennes. Une violente passion pour Cinq-Mars la consola. Trois ans après, elle épousait le roi de Pologne Ladislas-Sigismon. — « C'est cela, dit-il à son ambassadeur Briki, cette grande beauté dont vous m'avez fait tant de merveille ! » Ladislas mort, elle épousa son beau-frère Casimir, jésuite, cardinal, relevé de ses vœux, roi et mari. Ayant assisté à cinquante-trois combats et toujours vainqueur, et fatigué des luttes contre une insolente aristocratie, Ladislas abdiqua, se retira en France, où il mourut abbé de Saint-Germain-des-Prés de Paris et de Saint-Martin de Nevers, le dernier rejeton mâle de la maison de Vasa. Louise-Marie de Gonzague mourut d'une attaque d'apoplexie.

ÉGLISE SAINT-ÉTIENNE

Eglise romano-byzantine, une des plus curieuses de France et de Nevers, au point de vue de l'unité de style, due à la rapidité de sa construction. Elle fut bâtie par Guillaume Ier, comte de Nevers, le pieux fondateur de La Charité, qui, pour suffire aux dépenses de tant de belles œuvres, renonça à la *gentille expédition de la Croisade.*

Trois nefs de longueur inégale et un transept, le tout d'un aspect imposant et sévère. Le chœur est voûté en berceau, percé dans ses hauteurs de trois baies par lesquelles le jour est versé diffusément sous ces voûtes massives et ténébreuses. Autour du chœur règne un déambulatoire à chapelles délimité par huit colonnes fabriquées au tour et soutenant des arcs cintrés. A cette église de l'ancien prieuré de Saint-Étienne ses profils d'arceaux et ses éclairages donnent une certaine physionomie de mosquée. Mais, sitôt que vous avez courbé les genoux et baissé les yeux, vous sentez l'impression austère du catholicisme primitif descendre en votre âme, et la prière en monter lentement comme une fleur des froides et sombres catacombes.

Mille détails d'architecture et d'ornementation à l'extérieur et à l'intérieur — que nous recommandons à la science et aux lorgnettes des archéologues.

LES VISITANDINES ET LA RUE SAINT-MARTIN

Dans la rue Saint-Martin, une façade italienne à sculptures contorsionnées, à moulures tourmentées, est l'ancienne église des Visitandines du perroquet *Vert-Vert*.

Gresset à vingt-quatre ans, régent de rhétorique chez les jésuites de Nevers, composa son spirituel et délicat poème. Ce badinage fit tant de bruit, que Gresset, rappelé, quitte la soutane et s'enfuit à Paris, où il prend femme d'abord, et fauteuil d'académicien ensuite.

A Nevers donc chez les Visitandines,

vivait adoré, choyé, le perroquet *Vert-Vert*. Il avait toute liberté de voir la *froide nonnette*, avant ou après sa toilette, et, dans cette fréquentation, apprend à caqueter dévotement du bec. Les Visitandines de Nantes n'y tiennent plus et réclament la visite du prodige. On hésite, mais on cède. Il est embarqué sur le coche d'eau en compagnie de trois dragons (sans doute du régiment de Damas, alors en Nivernais) et de trois nymphes. Il en voit de grises et en apprend de belles, si bien que, débarqué, le voilà sacrant et jurant comme trois nymphes et trois dragons. Epouvante des nonnes : *Ah! quelle horreur chez nos sœurs de Nevers!* On le réexpédie promptement. Jugé par le conseil de l'ordre, condamné au jeûne, à la solitude, au silence, il revient à résipiscence et, pardonné, meurt d'indigestion,

> Bourré de sucre et brûlé de liqueurs,

Le plus joli est que la supérieure des Visitandines ne put obtenir de Gresset l'audition du poème que dans un tête-à-tête; mais, arrivé à ces deux vers :

> Enfin, avant de paraître au parloir,
> On doit au moins deux coups d'œil au miroir.

Un bruyant et tumultueux éclat de rire interrompt le poète. Le couvent tout entier était caché derrière une tenture. — Le secrétaire d'Etat Bertin fit exécuter à Sèvres quatorze tasses à café représentant les épisodes de *Vert-Vert*, et les offrit à Gresset.

Tout ceci s'est passé là; voilà pourquoi je vous y retiens.

Dans cette rue Saint-Martin, depuis la Révolution, les gendarmes ont remplacé les Génovéfains dans leur abbaye. L'église-écurie a été enfin démolie. La solitude du beau cloître à sandales résonne seul encore aux éperons des bottes. La tour contenait le beffroi de la ville, ensuite transporté dans la tour de l'Horloge. C'est là que mourut prieur le roi Casimir de Pologne, second mari de Louise-Marie de Gonzague.

Descendez jusqu'au n° 5, logis du prieur. Cette maison a conservé sur ses façades intérieure et extérieure quelques lambeaux de ravissantes sculptures renaissance, et, dans son vestibule et son escalier, des scènes de jeux — excessivement rares comme représentation et très remarquables comme exécution. La famille Meillet, à qui appartient ce petit hôtel soigneusement respecté, a renom d'intelligence et d'esprit; mais elle a, de plus, le cœur affable et la main cordiale.

MAISON D'ADAM BILLAUT

Elle est dans le quartier avoisinant la place Ducale. Ce quartier avait été envahi, sous les Gonzague, par une colonie d'Italiens. C'est pourquoi cette maison basse, avec sa large baie d'un seul arceau et son unique fenêtre, loge une madone dans sa niche, selon les mœurs italiennes. Sa façade était alors ornée d'un cep de vigne. Billaut avait acheté cet humble pignon des libéralités du cardinal de Richelieu, qui, en outre, lui donna un *vestement neuf* et une pension de cent écus.

Menuisier et poète, il a laissé trois recueils : les *Chevilles*, le *Vilebrequin*, le *Rabot*. Génie inculte, mais original, plein de verve et de gaieté, se souciant peu des incorrections et sacrifiant aux *concetti* italiens de son voisinage.

Bon luron, *aussitôt que la lumière avait redoré ses coteaux, il commençait sa carrière par visiter ses tonneaux* — de petit vin nivernais sans doute. Contre la sciatique, il préconise un remède : *Prends-moi trois brocs de fin jus de sarment,* — et cependant le roi Louis XIII l'avait nommé administrateur des Eaux de Pougues !!!

Loué par Corneille et Voltaire, fort à la mode parmi les grands seigneurs, — il était criblé de leurs pensions... qu'on ne lui payait du reste jamais. La charmante et bonne Marie de Gonzague seule en avait réel souci. Elle l'emmena avec elle en Italie, puis chez elle à Paris, dans le royal hôtel de Nesle. C'est là que Marie, par une porte dérobée sous les draperies de son lit, se retirait dans un cabinet mystérieux pour baiser la tête de Cinq-Mars, comme sa grand'mère, la belle Henriette de Clèves, avait fait autrefois avec la tête du beau et adoré Coconas. C'était de famille. Le pauvre Adam Billaut se trouvait à l'hôtel de Nesle bien mal logé dans une mansarde, par la malice des domestiques. Il se surprit alors regrettant sa paisible rue de Nevers, son établi et ses outils qui se rouillaient.

Sa vie un peu désordonnée, sa santé et ses affaires allant mal, séparé de sa femme, dégoûté des éloges des grands et de leurs pensions platoniques, il reprit la scie et le rabot. Il mourut ainsi, rimant et rabotant, dans la médiocrité et l'oubli de ses nobles amis. Il lui en resta un, cependant, pour composer son épitaphe et éditer son *Vilebrequin* : — Constantin de Berthier, prieur de Saincaize.

LA TOUR DE L'HORLOGE

Dans la rue du Commerce, la rue où vit Nevers, s'élève la tour carrée du beffroi au-dessus de l'ancien palais de justice et des halles, bâti par Philippe de Bourgogne. Les franchises des habitants de Nevers leur valaient la bancloque que les rois, contents, octroyaient, ou, mécontents, supprimaient. Cette cloche du beffroi était la voix de la cité, le *gros saint de la communauté*, comme on disait à Nevers. Il avait été transporté de l'abbaye de Saint-Martin, et un guetteur logeait là-haut, veillant, martelant le tocsin de l'ennemi ou de l'incendie, sonnant l'ouverture et la fermeture des portes. Nevers était place forte, et chaque quartier avait sa milice bourgeoise et ses *quarteniers*.

Cette tour aujourd'hui ne contient qu'une horloge. Les cités ne se battent plus aux tintements du beffroi ; elles se regardent vivre à l'aiguille d'un cadran.

Près de la tour — dans la rue des Juifs, — la synagogue, étrange maison froide. Un puits dans un enfoncement auprès d'une petite porte. Cette rue, où le moyen âge parquait les juifs et les fermait de grilles la nuit, communiquait maison à maison et jusque dans la rue du Fer, pour s'entr'aider ou se défendre, — car on fuyait les juifs toujours et on les égorgeait quelquefois.

ÉGLISE SAINT-PIERRE

Saint-Père, comme prononcent les Nivernais, église construite par les Jésuites appelés à Nevers par le duc Louis pour instruire la jeunesse. Intérieur précieux et joli. Les voûtes sont peintes à fresque avec ce jeu de perspectives architectoniques inouïes dont Saint-Ignace, à Rome, décorée par le P. Pozzy, jésuite, est le chef-d'œuvre. Le portail manque de sobriété et de caractère, mais autrefois il abritait une des quatre statues connues en France de la reine Pédauque.

L'histoire de cette reine aux pieds d'oie est restée obscure. L'*imagerie* a-t-elle voulu faire allusion à la reine de Saba qui, en visite chez Salomon et prenant le cristal d'un pavé pour une flaque d'eau, releva sa robe et montra des pieds horribles ? Serait-ce un souvenir de Berthe de

Bourgogne qui, ayant épousé son cousin Robert, roi de France, en fut punie par la naissance d'un fils qui avait la tête et le cou d'une oie ?

TOUR GOGUIN — TOUR SAINT-ÉLOI PORTE DU CROUX

Au XIIe siècle, Nevers se rempara de murailles flanquées par des tours rondes (dont une, la tour Goguin), défendues de fossés et bouclées par sept portes. Au XIVe siècle, Nevers reconstruisit son enceinte, de laquelle sont restées la tour Saint-Éloi et la porte du Croux.

La tour Goguin, entre les deux ponts et au bord de la Loire, a conservé son faîte en poivrière, des murs très épais et des étages voûtés. Elle n'a rien à montrer que sa carrure de grosse matrone féodale, logeuse aujourd'hui d'humbles ménages modernes.

La tour Saint-Éloi, demi-circulaire et couronnée de machicoulis, au bord de la Nièvre. Elle se nommait aussi porte des Pastoureaux, de cette levée en Berry de fourches et de fléaux contre les seigneurs et de pics et de torches contre les manoirs.

La porte du Croux, haute tour barlongue dont les quatre tourelles d'angle en encorbellement sont reliées par une galerie de machicoulis tréflés. Tout cela féodalement coiffé. Dans le bas, un passage voûté avec écussons aux armes des Gonzague et de la ville d'où se rabattait jadis un pont-levis sur les fossés inondés par la Croux. Cette tour à trois étages est musée archéologique aujourd'hui.

L'époque gallo-romaine nivernaise nous montre une large mosaïque rouge, blanche et noire, avec rosaces, fleurons et coq et deux bustes superbes en marbre de Carrare : l'empereur Marc-Aurèle et l'empereur Adrien. Quelques cippes funéraires.

Le moyen âge civil y est représenté par la magnifique cheminée de Varzy, des armoiries de famille et une boiserie de l'arbre de Jessé.

Le moyen âge religieux domine. De curieux et naïfs chapiteaux d'églises : un singe jouant du rebec; un autre pinçant de la harpe ; des animaux symboliques, dragon, aspic, basilic, licorne, paon, dromadaire ; — l'influence visible de Cluny, dont l'art avait des tendances orientales — des statues de saintes et de saints ; des pierres tombales intaillées.

Une collection de plâtres occupe l'étage supérieur, ménagé dans les chemins de ronde. Vous y pourrez étudier de près les bas-reliefs du Palais Ducal, la légende de saint Hubert et la légende du chevalier du Cygne.

Que de choses à dire! Mais le temps me presse et les feuillets se remplissent.

En sortant de la porte de Croux, prenez par les

quais. Voici la Loire aux eaux jaunâtres et la Nièvre aux eaux vertes qui forment comme un maître fossé à la vieille cité, et l'ont, certes, toujours bien gardée. Voici les ponts, tant de fois emportés par les crues de la Loire. Colbert fit bâtir le pont de pierre en 1670. Mais la Loire est bonne aux saints de la Nièvre. L'évêque saint Aré avait demandé à être enterré à Decize, dans l'église de Notre-Dame-des-Ermites. Son cercueil, entouré de cierges, fut placé à Nevers dans une nacelle, et il s'en alla seul à Decize en remontant la Loire, — dit la chronique.

VIEILLES RUES — VIEILLES PLACES VIEILLES MAISONS

Les incendies du xive siècle ont bien simplifié notre besogne. Ici et là seulement quelques débris de logis sculptés soit en bois, soit en pierre. Le hasard de la promenade vous en fera rencontrer. Il vous amènera certainement, derrière le Palais ducal, dans la rue des Ouches, perdue au fond de ses anciens fossés ; il vous égarera peut-être dans des réseaux de ruelles tortueuses, pentueuses, étranglées, à pittoresques escaliers et à réduits bas, ventrus et boiteux. Vous traverserez probablement la place de Guy-Coquille, — savant historien et grand jurisconsulte. Vous lirez sur une plaque : rue Saint-Révérien — le premier martyr de Nevers sous l'empereur Aurélien. Près de la fontaine, on a exhumé une statue du saint couché dans le linceul, mains jointes et les pieds posés sur un glaive — ainsi taillé dans le bloc qui aurait servi de billot à sa décapitation.

Cette rue nous rappelle un bourg de la Nièvre, Saint-Révérien, et l'un de ses prieurs, le joyeux Michel de Chéry. Dans son prieuré, il avait fait peindre une fresque représentant une femme sans tête avec cette inscription : *Tout en est bon !*

SAINT-GILDARD

En quittant Nevers, et la porte de Paris franchie, arrêtez-vous au couvent Saint-Gildard, maison-mère des Sœurs de la Charité de Nevers. L'église de l'ancien prieuré a conservé ses belles proportions et quelques ornements sous sa toilette neuve et soignée de chapelle de religieuses. Cette chapelle forme le trait de l'H, dont les bâtiments sont les montants. De là on domine la Loire, le Berry et la vallée de la Nièvre. Cette communauté, fondée à Saint-Saulges, vint s'établir à Nevers, rue Saint-Martin.

Au commencement de ce siècle, Mgr du Fêtre engagea les dames de Nevers à se loger mieux. Comment faire ? L'évêque trouva un biais. L'habillement d'une religieuse coûtait 150 francs.

Il ne coûterait plus que 100 et les 50 francs économisés devaient réaliser un miracle d'intérêts composés. En effet. Le couvent s'est donc édifié plus important sur une *vignonnerie* déserte. Un jour, Mgr du Fêtre, en ex-voto d'une guérison, voua dans les jardins une chapelle à saint Joseph.

Cette chapelle — avec les longs vitraux rapprochés — ressemble à un beau missel manuscrit posé debout sur sa tranche inférieure et, entrebâillé, laissant entrevoir de riches et éclatantes enluminures. Entrez. Les vitraux étincellent, les cierges brûlent, les fleurs s'épanouissent sur une dalle du pavé. C'est sous cette dalle que repose sœur Marie-Bernard, Bernadette Soubirous, de Lourdes, — ignorante jusqu'à sa mort de la renommée de sa grotte au bord du Gave et attendant à Saint-Gildard la résurrection des corps.

Les Dames de Nevers sont trois mille éparpillées en France, en Europe et au delà des mers dans quatre cents couvents. Elles instruisent les enfants pauvres, soignent les malades dans les hôpitaux et à domicile.

Voilà Nevers visitée. — Nevers est, en résumé, une ancienne ville avec de beaux restes de grandeur, une certaine tenue et un souci de propreté. Dans son ampleur de jadis, un peu déserte aujourd'hui, règne un sentiment de mélancolie orgueilleuse et sereine. Elle n'a rien oublié de son glorieux passé, mais elle s'est résignée aux humilités du présent.

L'invasion italienne, sous les Gonzague, a dû inoculer à son sang les chaleurs et les tons du soleil des Apennins et communiquer à son type de fières et énergiques puretés de lignes. Je ne sais ce qu'en dit le poète nivernais Pierre de Frasnay dans son poème sur les *Dames de Nevers*. Cette nouvelle frappe au poinçon étranger a bien pu s'atténuer, s'effacer, disparaître avec les siècles. Cependant, j'ai entrevu à Nevers certains yeux et certains visages où transparaît encore un reflet lointain de cette chaude et belle Italie des Gonzague de Mantoue.

LES FAÏENCES DE NEVERS

Le Palais Ducal, berceau de la faïence de Nevers, a donné à ses échantillons de gloire et de décadence échappés à la destruction, une tombe — maintenant que la faïence est morte. Ce musée de céramique intéresse les touristes. Qui, en ce siècle, s'il a quelque goût et quelque fortune, n'est pas un peu collectionneur ? Qui n'aime à entourer son existence quotidienne de cette magie des couleurs immobilisées et avivées par le feu ?

C'est pourquoi j'écris cette étude sommaire, — rapide, mais complète, — des faïences de Nevers.

Un Italien de la suite de Louis de Gonzague, ayant remarqué dans les environs de Nevers la même terre que celle employée pour les majoliques en Italie, appela à Nevers des faïenciers italiens. Une famille de gentilshommes de la noblesse de Savone, les de Conrade, pendant trois générations fabriqua seule, avec un secret à elle, cette superbe faïence de la première époque. Dominique de Conrade fut comblé de dignités : faïencier du roi, gentilhomme servant et gendarme de la reine. Le secret est surpris ou deviné par leurs ouvriers. Cette famille disparaît et une nuée de marchands faïenciers plus ou moins habiles, plus ou moins célèbres, apparaît — tous avec leurs armoiries et leurs monogrammes — de 1602 à l'an VIII.

La pâte des faïences de Nevers se compose de deux parties d'argile figuline et d'une partie de marne. Mélangées et tournées dans l'eau, elles sont passées sur un tamis en toile métallique dans des fosses, où elles deviennent bouillie, qui s'épaissit sous des hangars. Foulée et battue, voilà cette bouillie malléable. Le tourneur lui donne sa forme sur la girelle de son tour et elle subit une première cuisson tempérée. La pièce trempée ensuite dans l'émail — fondu d'abord dans des fours allumés après le signe de croix traditionnel, puis trituré et enfin liquéfié — est peinte délicatement et sûrement. La pièce, dans une gazette, subit alors une seconde cuisson de vingt heures pour donner cet émail blanc, glacé, poli et brillant qui fait le mérite des faïences nivernaises. Toutes les couleurs sont à peu près employées, sauf le rouge, qui, étant très fugace, disparaît sous la haute température des fours de Nevers.

Cette fabrication a cinq époques.

Première époque. *Tradition italienne* (de 1600 à 1660). Les scènes représentées sont ou placées dans les flots, rendus par des traits bleus ondulés, ou dans des paysages aux lointains vaporeux et aux arbres vigoureusement accusés par le vert de cuivre. Les épisodes mythologiques règnent encadrés de guirlandes de fleurs ou d'Amours à cheval sur des cygnes bridés. Le manganèse violet des contours, le jaune clair et le jaune obscur des chairs composent une gamme de couleurs harmonieuse et gracieuse. C'est l'époque polychrome par excellence : carreaux à têtes d'empereurs, fontaines à mascarons, aiguières, bassins. Les plats et les assiettes sont très rares. C'est aussi l'époque des camaïeux gris sur bleu et des sculptures à reliefs peints.

La fantaisie se jouait alors, mais selon toutes les règles de l'art antique modifié par la renaissance italienne. Nevers avait reçu d'Italie l'art à son apogée dans ses habiletés de composition et ses procédés de fabrication.

Deuxième époque. — 1° *Goût Persan*. Nevers connut quelques majoliques italiennes imitées de celles apportées d'Orient sur les vaisseaux de Venise. Elle en emprunte l'ornementation orientale de fleurs, d'oiseaux, de végétaux fantastiques. L'émail légèrement teinté de bleu s'harmonise admirablement avec les azurs riches rehaussés de dessins blancs et de jaune obscur qui donnent à la faïence des reflets d'or. Ce blanc fixe avec l'éclat du bleu composent pour l'œil un charme d'une douceur caressante.

2° *Goût Chinois et Japonais.* Les porcelaines si décoratives de la Chine et du Japon remplacent déjà les majoliques. Nevers suit la mode et en exécute des pastiches avec une hardiesse pleine d'originalité, si bien qu'il est très difficile de distinguer le chinois chinois du chinois nivernais.

3° *Goût Franco-Nivernais.* Nos graveurs français commençaient à s'émanciper des traditions archaïques du moyen âge et à avoir un style et une école à eux. Les faïenciers de Nevers les pillent. Ils y vont avec entrain et sans-gêne. L'esprit et la justesse du mouvement y sont encore, mais la pureté idéale de la ligne italienne est déjà cavalièrement traitée. On rend par masses ; le détail n'existe qu'à peine. La tradition chrétienne remplace la tradition païenne. Il se fabrique beaucoup de bénitiers portant le patron de l'acheteur ; des saints sur des bouteilles de corporations de métiers ; des statuettes pour des niches de façades et d'oratoires, très décoratives de tons, mais sans beauté réelle. Et cependant, pour moi, c'est la seule époque où les faïenciers de Nevers soient sortis de l'imitation et aient inventé un à-peu-près.

Troisième époque (1700-1789). Nevers avait fait Rouen. Nevers, à son tour, reproduit de Rouen ses dessins symétriques et rayonnants. Ces contours exacts tempèrent la fougue habituelle, mais invariablement quelques tentatives d'émancipation trahissent dans les produits l'origine nivernaise. Cruches décorées en camaïeu bleu, buires en casque, vases de pharmacies. Elle imite Rouen dans ses imitations de porcelaine chinoise, avec peu de succès pour ses *cornets* à cause de ce malheureux rouge, mais avec succès pour ses *rocailles*, arabesques, coquillages, papillons, où dominent le jaune, le vert, et elle y introduit des personnages.

Tout à coup apparaît le Moustier, remarquable par son ornementation à *lambrequins* et la délicatesse des arabesques. Voilà Nevers qui le copie en camaïeu bleu. De cette époque date le *pot trompeur* à double fond et perdant l'eau par des trous adroitement ménagés. Nevers ne fabrique toujours que pour faire concurrence. L'œil s'applique et la main exécute habilement. Toutefois, des éteints dans les couleurs et des abandons dans le dessin décèlent ici ses contrefaçons.

Quatrième époque (1700-1789). *Goût de Saxe.*

Le kaolin découvert, la porcelaine de Saxe arrive avec ses entrelacs, ses semis de fleurs d'un fini si délicat, ses délicieuses figurines. Nevers imite librement, selon son habitude, avec une pointe d'allure personnelle et non sans mérite. La voilà livrée aux rehauts de fleurettes, aux oiseaux aussi vrais que possible. Elle inonde le marché de petites commodes percées de trous à mettre des bouquets, de pantoufles, de corbeilles de fruits, d'assiettes de légumes en reliefs pris dans la pâte. L'art se manière encore ici comme partout à cette époque et, logiquement, tombe dans le sujet vulgaire et qui s'efforce d'étonner par la difficulté. Ce n'est plus de l'art, c'est du mobilier. L'exécution est hâtive ; le coloris crie déjà. Plus de fête pour le regard.

Cinquième époque (1789-1811). Avec la Révolution, la décadence complète est venue.

On fait servir cet art aux passions et à la propagande politiques. On improvise, sans souci du goût ou du dessin, les menaces, les insultes, l'atroce et l'obscène : le bonnet rouge, la pique, la pendaison du curé inassermenté avec des légendes sans orthographe et sans esprit se tortillant au travers. Le goût est dépravé, le rendu détestable. On glisse dans la caricature, et la vulgarité échoue dans la trivialité.

La Révolution récompensera la fabrique de Nevers par un traité de commerce avec l'Angleterre, dont les faïences tuèrent la faïence nivernaise. Un faïencier, Robert, pétitionne au nom de tous; sa demande est rejetée. Que faire ? Il entre dans l'armée et devient général de brigade. Les manufactures se fermèrent. D'année en année il en disparaissait. Elles n'étaient déjà plus que six ; il n'y en eut bientôt plus que cinq.

La fabrique n'a plus maintenant qu'à se brouiller avec ses patrons, saint Antoine d'hiver et saint Antoine d'été, et à pleurer sa charmante église de Saint-Genest—aujourd'hui une brasserie — dont le clocher était couvert des éclatantes tuiles émaillées par les faïenciers de Nevers.

En résumé, cette fabrique des faïences nivernaises a, dès sa naissance, atteint son complet épanouissement, car elle n'était que l'importation d'un art en pleine floraison.

Elle n'a pas grandi, n'ayant que plus ou moins heureusement imité. Enfin, elle a dégénéré subitement dès qu'elle a voulu *fare da se* et abandonner la tradition de son origine. J'ai dit art, — c'est admirable industrie d'imitation qu'il fallait dire. Elle n'a eu qu'un moment d'inspiration personnelle et une intention de création : la période Franco-Niversaise.

Aussi, de nos jours, les industriels qui ont tenté une résurrection ne sont arrivés qu'à être des praticiens plus ou moins habiles, imitant les anciennes imitations, mais sans pouvoir les atteindre. Il en est encore qui persistent.

Un véritable collectionneur ne se trompe

guère à leurs produits (chèrement vendus d'ailleurs). L'esprit mercantile règne trop aussi dans ces ateliers où se fabriquent, en même temps et à côté, des pots de jardin et des vases... indispensables.

LES ÉMAUX DE NEVERS

On parle encore — entre collectionneurs — des émaux de Nevers, —une charmante petite fabrication dont vous trouverez quelques rares échantillons au musée du Palais Ducal.

Les émailleurs étaient assez généralement des hôteliers qui trouvaient, chez leurs voyageurs, la vente certaine de leurs mignonnes merveilles, œuvres de singularité et de patience. Le duc de Nevers avait des tendresses pour cette fabrication, car les nobles, en s'y livrant, ne dérogeaient pas de noblesse. Ces œuvres, de dimensions exiguës, étaient exécutées à la lampe et au soufflet avec des tubes de verre ou d'émail de toutes grosseurs, de toutes couleurs, et des émaux solides diversement coloriés.

Ils produisaient ainsi une multitude de ravissantes fantaisies en verre soufflé : des calvaires peuplés de figurines, des saints et des saintes, des solitaires au désert, des oiseaux, des plantes, des animaux nains, saint Antoine avec son cochon et sa clochette, des crèches de Noël remplies, dans leur mousse, de fragiles gentillesses.

Cet art a été, jadis, en grande réputation et fort à la mode pendant plus de trois siècles ; mais ses produits étaient si ténus, si fragiles et si jolis, que les enfants s'en sont trop librement amusés et que les figulines se sont, hélas ! trop facilement brisées.

Nous proposons aux touristes deux retours, mais nous leur conseillons celui qui, par la route de Nevers, passe à Fourchambault. La Bonne Dame de l'Orme les arrêtera un instant. Une grange a remplacé une chapelle, qui elle-même jadis remplaça un orme légendaire. En effet, un pâtre découvrit dans le tronc de l'arbre une statuette de la vierge. Ni le pâtre ni le curé ne purent jamais l'arracher de sa niche végétale, et on la vénéra, puisqu'elle persistait à ne pas vouloir la quitter.

Nous signalons ensuite, à droite, le hameau de Vauzelles ; plus loin, à gauche, dans une prairie appuyée sur des bois, le château de la Garenne. Les fumées de Fourchambault flottent devant nous ; Garchizy nous fait signe bientôt, et Pougues, ici bas, nous attend.

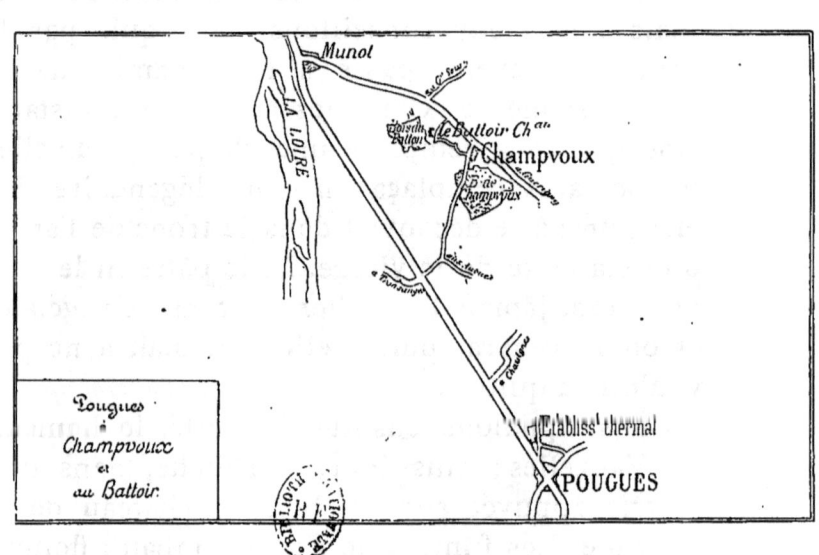

Douzième Excursion

CHAMPVOUX ET LE BATTOIR

E. C.

Colonne du Pape (route de la Charité), 4 kil. 2 ; Champvoux, 2 kil. 8 ; Le Battoir, 1 kil. — Retour par : Chaulgnes, 3 kil. ; Embranchement de la route de la Charité, 5 kil. 5 ; Pougues, 2 kil.

Reprenons paisiblement la route de la Charité jusqu'à la colonne du pape Pie VII, et, tournant à droite, laissons-nous bercer par la monotonie des champs cultivés. Quatre kilomètres ainsi parcourus, une croix en vénération dans le pays se dresse. C'est là que nous négligeons à gauche le chemin conduisant aux Bruyères, château de M⁰ Servois, pour traverser les bois du Battoir.

Au sommet d'une colline, dans un cadre vert, Champvoux se montre. Près de l'église, un petit moulin bat de son traquet comme une horloge qui aurait pris la fièvre et dont les pulsations précipitées nous dévoreraient le temps et la vie. Du temps des moines, c'était le *four banal.* Un souterrain conduisait de là au bois des Mottes où un second souterrain aboutissait au moulin d'Ouvrault. Ce moulin a conservé la tour *de la justice d'Ouvrault,* où l'on pendait bel et bien au nom du duc de Nevers sur les limites de ses possessions et de celles du prieur de la Charité.

Le nom de Champvoux révèle son origine : — *Campum voti,* Champ du vœu. Plusieurs seigneurs nivernais, partant pour la guerre, avaient fait le vœu, — s'ils en revenaient, — de construire un monastère. Il faut croire qu'ils en revinrent puisque le prieuré de l'ordre de Saint-Benoît de l'abbaye de Cluny, Champvoux, s'éleva en ex-voto sur la colline. Ceci se passait à la fin du xie siècle et il devait s'agir certainement d'un départ pour la croisade. Quoi qu'il en soit, les guerres de religion ruinèrent plus tard cette église que la religion avait élevée et dont il ne reste aujourd'hui que les trois absides, servant de paroissiale, — une belle feuille de trèfle sans sa tige.

On franchit les pieds droits de l'ancien portail, seuls debout et qui ont sauvé quelques délicates sculptures de leurs chapiteaux : la *Fuite en Égypte,* un fragment d'église, un débris de guerrier brandissant un glaive, chaque sujet sur un fond héraldique échiqueté. Je me tromperais fort, ou cette ornementation dit la croisade et rappelle le vœu. Ce lambeau de portail est flanqué de ses deux ailes de maçonnerie avec les deux grands murs des à-côtés en retour et divisés régulièrement dans leur prolongement par des troncs de colonnes rompus à la hauteur du chaperon actuel de la muraille. Ce sont les assises inférieures des deux nefs latérales. Au bout de ce préambule de pierre s'ouvre l'église, à laquelle mène un sentier droit. Mais, de chaque côté et jusqu'aux murs, s'étendent, au cordeau, deux tapis d'herbe semée de croix noires. C'est le cimetière, ainsi enclos et conduisant à l'espérance entre ces souvenirs douloureux où chacun, hélas ! a le sien. Rien ne saurait rendre le charme mélancolique et original de cet admirable *dormitorium* chrétien, vert et noir, dans une nef d'église ruinée et à ciel ouvert.

Où donc la tour à créneaux à laquelle, il y a dix-huit ans, M. Quicherat, professeur à l'École des Chartes, déclarait ne connaître qu'une sœur, dans les Pyrénées ?

Le bénitier de fonte, à la porte de l'église, semble plein de larmes, et il est timbré des clefs de saint Pierre, auquel cette église est dédiée. A droite et à gauche du chœur, les deux chapelles-absides reposent la retombée de leur double arceau sur une colonne monolithe. Les ornements des chapiteaux sont des feuilles palmées, ressouvenir encore des palmiers d'Orient. Un seul est sculpté. Il représente un joueur de galoubet ; comme si, aux sons de cet étrange *flûtet,* les trois nefs de la vieille église du vœu devaient magiquement se réédifier. Le pauvre joueur de galoubet, depuis des siècles, joue en vain son air silencieux et mystérieux : il n'a pas encore réveillé les pierres.

En sortant de cette paroissiale sombre aux jours étroits et rares, jetez les yeux une dernière fois sur l'hermine verte mouchetée de noir, — ce manteau chrétien des morts refroidis. En face de l'église, perdons-nous dans l'avenue du Battoir, entre les talus de mousse et les racines dénudées des hêtres et des chênes. Cette avenue se continue vers un horizon de ciel, tandis qu'une seconde avenue s'horizonne du château du Battoir et de ses dépendances appartenant à M. Alfred Bareau.

On descend sur une pelouse où le châtelet, ancien petit fief, porte au côté, comme une épée de bailli, sa petite tourelle avec le cordon. Ses jardins sillonnés par les anciens fossés pleins d'eau endormie, ses vastes bois animés par le soleil et la brise, lui font un parc d'une très curieuse physionomie. Dans les jardins, un passage se resserre et s'enfonce entre deux charmille comme les jardins français d'autrefois les aimaient, cisaillées en murailles avec des portes en berceau, du temps où l'on taillait les buis en têtes à perruque et les ifs en houppes à poudrer.

Ce sentier est solitaire et ces charmilles sont ombreuses. Au bout, comme opposition, soudain, dans un découvert, s'élargissent et fuient trois avenues d'un kilomètre et en éventail qui s'en vont à la Marche. Le Nôtre les a dessinées. Elles sont d'un vert, d'un discret et d'un frais délicieux. Qui eût dit que le châtelet cachât de telles magnificences derrière sa modestie ? Le vieux châtelet a près de lui une fille, — jeune maison complètement masquée de lierre comme d'un loup et d'un domino. On ne voit d'elle absolument que les yeux, — ses fenêtres. Le Battoir est, vraiment, un charmant coin du monde pour villégiaturer et rêver à l'ombre et à l'aise. Le maître de céans vous laissera vous attarder et vous égarer, si le châtelet a dit vrai en me révélant à l'oreille ses habitudes de familière hospitalité. Ce châtelet, jadis aux de Lespinasse, a sa légende d'une Héro et d'un Léandre nivernais. Une jeune fille de la maison de Lespinasse était fiancée à un gentilhomme du Berry. L'amoureux, en traversant la Loire pour venir à son amoureuse, se noya. Sur un hêtre du parc se lit encore le nom de Lespinasse, soit que le jeune homme eût entaillé dans l'écorce le nom de sa bien-aimée, soit que la bien-aimée eût tracé sur l'arbre la blessure de son cœur.

On repart du Battoir par l'avenue d'arrivée, où nous prend une seconde s'embranchant à gauche dans les bois. Elle nous rend bientôt à la route de Chaulgnes à la Charité, auprès du Grand-Soury et du Petit-Soury. Notre point de mire est une colline allongée, derrière et sous laquelle se blottit la Charité. Au delà, la montagne de Sancerre, dans le ciel, fait une heureuse toile de fond au paysage.

Nous voici maintenant dans une plaine, — toujours ces riches plaines nivernaises! — et nous traversons le chemin de fer sous une arche.

— *Tanaris!* crie devant un passage de train un montagnard du Morvan. Tanaris était une exclamation gauloise pour invoquer le dieu de la foudre, et les Morvandais, qui l'ont conservée, l'appliquent aux chemins de fer.

Nous traversons Munot et longeons à droite un élégant chalet à M. Roger Assézat de Bouteyre, de la Haute-Loire, jeune et énergique lutteur de la guerre de 1870. Avec la route de Chaulgnes nous débouchons, à 3 kilomètres de la Charité, sur la route d'Antibes.

Reprenons, vers Pougues, la conversation avec elle et avec la Loire, cette éternelle amie qui ne veut, jamais ni longtemps, se laisser oublier, — toujours la bien retrouvée et admirée.

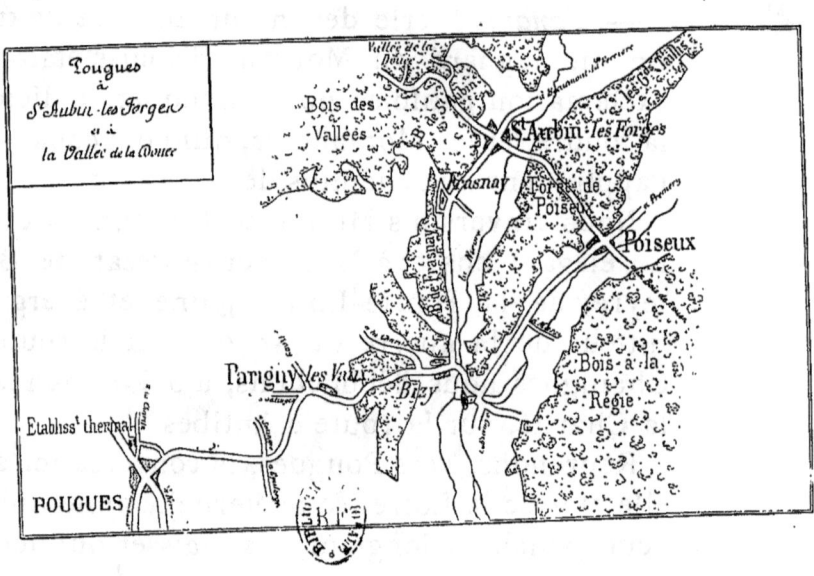

Treizième Excursion

FRASNAY-LES-CHANOINES — SAINT-AUBIN-LES-FORGES
LA VALLÉE DE LA DOUÉE

E. M.

Parigny-les-Vaulx, 5 kil.; Bizy, 3 kil. 5; Frasnay-les-Chanoines, 3 kil.; Saint-Aubin-les-Forges, 2 kil.; la Vallée de la Douée, 2 kil. — Retour par : Saint-Aubin-les-Forges, 2 kil.; les Grands Taillis, la Forêt de Poiseux et Poiseux, 3 kil. 6; Guérigny, 5 kil.; Bizy, o kil. 5.; Parigny-les-Vaulx, 3 kil. 5; Pougues, 5 kil.

De Pougues à Bizy nous connaissons la route. Bizy est un riant carrefour de routes. La nôtre, après avoir tourné sous les serres du château, sous ses bosquets solennels de hêtres et de sapins, sous ses taillis en pente, longe une vallée où la fausse Nièvre glisse à travers les prairies plates. Une rangée d'arbres se regarde défiler dans son courant.

La concurrence a soufflé sur les forges de

Forge-Bas. Jadis, tout ce coin du Nivernais était une véritable terre de volcans artificiels. Pas un ravin, pas une colline qui n'eût ses fourneaux fumants et ses marteaux retentissants. Tout le monde forgeait et tout le monde s'enrichissait. Beaucoup de toits noirs, mais beaucoup d'argent blanc. Fourchambault et Guérigny, aux vastes appétits et aux larges fours, ont tout dévoré. Ainsi de l'industrie moderne, où les gros mangent les petits. Le menu fretin a disparu ; il ne reste que de monstrueuses baleines.

Au troisième kilomètre après Bizy, je vous dois un conseil d'ami. La grande route va, certainement, passer sous le village de Frasnay-les-Chanoines ; mais quittez-la pour un routin carrossable qui se détourne et coupe dans les bois, — l'ancien chemin féodal, entre des ormes et des chênes ouatés de lichens jusqu'au bout de leurs branchettes. Ce sous-bois vous conduit en plein Frasnay.

Frasnay était un ancien donjon du XIIIe siècle qui tira — plus tard — son qualificatif d'un Chapitre dont le doyen devait être pris parmi les chanoines de Nevers. Cette terre relevait des comtes de Nevers et formait la troisième baronnie du Nivernais. Pendant la guerre de Cent Ans, l'église resta sur le carreau. Pour la réédifier, les chanoines se mirent en quête et promenèrent d'ici, de là, toutes leurs reliques, — contrairement au canon de je ne me rappelle plus quel concile, mais avec la permission de Monseigneur l'archevêque de Lyon. L'église fut rebâtie, et cette collégiale de Frasnay a eu l'honneur de fournir un saint au martyrologe, le diacre saint Maurice.

Une grosse tour ronde, à toit conique et à fondements autrefois dans un fossé, se porte en avant sur la colline comme le dogue du chapitre, — le premier à la défense. Elle abrite derrière elle un corps de logis à girouettes et dans les angles duquel rampent, comme des lézards, des arbustes et des lierres. Au bout de ce logis, sur un dé élevé de maçonnerie déborde, d'une épaisse moulure, une vedette carrée bâillant de quatre fenêtres aux quatre points cardinaux. Au bas, une geôle casematée se clôt par une porte aux verrous énormes et une barre formidable en sautoir. La courtine n'existe plus et isole ainsi une seconde tour ronde à deux étages, qui renferme, au ras du sol, deux cachots jumeaux et voûtés. Ils sont éclairés, dans une profonde embrasure, par un jour tricoté à grosses mailles de barreaux serrés et trapus. Trois portes basses, d'un pied d'épaisseur, se présentent à vous en même temps, celle de la tour, puis, en retraite, celles des deux *in-pace* où joue un judas ferré de nodosités de fer et bouclé d'un larne. Par là un peu de nourriture et quelques paroles pouvaient seuls passer. Quant aux portes, elles obéissent à de terribles verrous la queue en l'air et crochetés par une clef. Ces trois cachots, — rares échantillons cellulaires, — représenteraient assez bien les trois justices, et messieurs les chanoines n'enfermaient pas si solidement Dieu dans son tabernacle que les manants dans leurs murailles.

Voilà tout ce qui se tient encore debout des bâtiments de Frasnay-les-Chanoines, — ferme aujourd'hui. Sa terrasse se déploie sur le flanc gauche de la tour d'avant-garde. De là, le regard embrasse l'immense prairie, la *prairie de Frasnay*, au Chapitre jadis. Au delà, le hameau de Chantilly et, derrière, les croupes de la forêt de Poiseux; sur la gauche, un amas de blancheurs nuancées de tuiles rouges, Saint-Aubin-les-Forges. C'est, en pendant à la tour, sur cette terrasse que s'élevait l'église, détruite un jour, reconstruite après et ruinée à jamais. Un débris a échappé.

Au coin d'une loge à porcs, avec son appentis disjoint, — mi-dedans, mi-dehors, — une tête d'ange, lavée au lait de chaux, est prise dans la maçonnerie. Plus grande que nature, elle est adorable dans ses pâleurs tristes et sa physionomie résignée. Elle a les cheveux partagés et ondés et les prunelles blanc-voilées des statues. Ces yeux aveugles sur cette loge repoussante semblent regarder en dedans et en arrière. Mais cette bouche, ces yeux, ce visage d'une virginale irrégularité ont une expression de piété mélancolique qui poursuit l'âme émue; et combien les chanoines ont dû la contempler dans les heures crépusculaires de leurs méditations!... Il reste encore de cette église un chapiteau à la fontaine du monastère. Cette belle eau bleue sort à travers les ronces et à l'ombre, à la coupure d'une gorge, et c'était elle qui, jadis, inondait les fossés. Cette source tranquille des oiseaux devenait batailleuse. A côté s'arrondit une butte de terre toujours appelée le donjon, malgré que le donjon, d'où les chanoines se défendaient contre les Anglais, n'ait rien laissé de lui.

Partons pour Saint-Aubin-les-Forges, qui n'a conservé de ses forges que le nom. Partout et toujours, morte la forêt des cheminées.

Saint-Aubin-les-Forges, paroisse fondée en 1208 par les chanoines de Frasnay, au milieu des bois et sur un terrain très riche en minerais. Rien à voir. Mais, en face de l'église, la route de la Charité vous conduira à la vallée de la Douée, après s'être mise au frais et au vert dans les bois des Pastoureaux et de la Bertrange, pleins de pauvres vieilles s'en allant, en dépit des gardes, bûcheronner dans les *Usages*. Un vieux terme et un vieux droit des vieilles coutumes.

A 1,500 mètres, à droite, un chemin à gravier nous descend. Quelques anciens détritus de forges. Elle s'enfonce dans les fourrés, y faisant pas à pas sombrer un horizon d'où se détachent le village les Comtes, le château de Sauvage, puis l'aiguille du clocher de Beaumont-la-Ferrière. La gorge de verdure et de feuillage se creuse plus profonde. Bientôt, là-bas, une rangée de toits posés sur le sol ont l'air de couvercles sur de mystérieux chaudrons. En tombant, on entrerait chez les gens par la cheminée. Descendre encore et tourner les couvercles — soudain un vrai décor d'opéra-comique se démasque, fermé à la rampe par une claie champêtre. A gauche, les maisonnettes rustiques ; sur le devant de la scène, une cour ; sur le second plan, une pelouse vert clair, avec quatre ou cinq grands sapins obscurs, sépare un étang verdâtre d'une cascade charmante qui retombe en chantant dans un autre bassin. Cette pelouse forme un pont. De l'autre côté, comme fond de théâtre et, contre un rehaut de bois, un chalet vieilli. C'est par l'escalier déjeté et moussu que serait descendue la prima donna, — si la prima donna n'était, en ce moment, au milieu de nous. C'est, tout simplement, ravissant.

Voici donc la vallée de la Douée, au fond d'une gorge et dans les bois, une vallée de bonbonnière. — La Douée formait jadis six étangs étoffés de lentilles d'eau et de nénufars communiquant par d'étroites colonnades de saules. Elle faisait marcher quatre forges et un moulin, chacun avec sa roue au côté et sa bruyante cascade d'argent. Toute cette vie industrielle est morte, et mort tout ce chœur de grillons de fer ou de bois qui tictaquaient jadis au fond de cette étroite et délicieuse petite vallée. Les poissons dans les eaux et les lièvres dans les bois y vivent seuls encore en bons voisins, mais voilà tout.

A 500 mètres naît la source, — où commence la vallée, — et au bas d'un rocher entre-bâillé à fleur de terre. Elle sourd, entre des plaques de mousse et des plis de lierre, avec une limpidité, une fidélité, une régularité — toute féminine, allais-je dire. Les trembles et les bouleaux, au-dessus, se soutiennent de leurs rameaux comme des amis qui, les bras sur les épaules, se pencheraient pour voir sous leurs pieds. Là, j'ai compris la religion de la naïade antique, et cette naïade gauloise a quelque parenté avec la nymphe Égérie de la campagne romaine.

La Douée part donc bien poétique et innocente; puis elle travaille, se rend utile et se jette enfin, à 1,800 mètres, dans la Nièvre, où elle finit avec sa vallée. Elle a peu vécu, mais bien vécu. Une vie d'honnête femme, — candide jeune fille et active ménagère.

Sortons de cette gorge et regagnons Saint-Aubin. Descendre dans la vallée, les prairies, la rivière; traverser rivière, prairies et vallée en même temps, et nous remonterons dans les grands taillis à gauche et la forêt de Poiseux à droite. Si le soleil se couche en ce moment, c'est un vaste feu de forge allumé dans les branches, et là, entre les arbres, sur le sol, le feu mystérieux des charbonnières. Les vastes meules noires de terre humide, sous lesquelles les fagots brûlent dans leurs feuilles, lourdement étouffés et lentement consumés. Les sacs de charbon debout ont les aspects étranges de gnomes, la tête dans leur manteau et se chauffant silencieux autour de la charbonnière. La charbonnière fume d'abord noir dans sa brûlée de feuilles, puis fume clair dans sa brûlée de branches. Parfois, elle s'est crevée et la flamme libre agite au grand air et avec soulagement ses cheveux rouges.

La route file en droite ligne entre deux marges de gazon. Derrière et en face, les hautes forêts semblent la fermer aux deux extrémités. C'est solennel et songeur.

Une légère descente nous amène au château de Poiseux et tombe sur la route de Prémery, qui, à droite, par Guérigny, Bizy et Parigny-les-Vaulx, se hâte vers Pougues et nous y dépose, sains saufs et ravis.

Quatorzième Excursion

PRÉMERY — LES SOURCES DE LA NIÈVRE

E. L.

Parigny-les-Vaulx, 5 kil.; Bizy, 3 kil. 5; Guérigny, 0 kil. 5; Poiseux, 5 kil.: La Belouze, 1 kil. 8; Manoir de Poisson, 1 kil. 5; la Fontaine des Fées, 1 kil. 7; Sichamps, 1 kil.; Prémery, 5 kil.; Sources de la Nièvre, 6 kil. — Retour par même route.

Cette excursion ne sort pas de la riche et gracieuse vallée de la Nièvre, la vraie, — celle pour laquelle nous avons pris parti à Poiseux. Poiseux traversé, à droite sur la grande vallée s'en embranche une plus petite, — une émeraude, des peupliers, un horizon bleu fondu avec les lignes noires du Morvan. A l'intersection de la route de Nolay, autre coupure, — autre échappée, — autre vallée ravissante.

Cette vallée de la Nièvre est continuellement riante de son éternelle prairie. La Nièvre y serpente, lente, capricieuse, bordée de saules nains se mirant du front et baignant leurs racines dans son cours. Le vert des arbres et le vert des gazons la teintent de vert et elle ressemble à une longue couleuvre fuyant dans les grandes herbes, tortueusement, discrètement. La vallée est encaissée entre des hauteurs boisées de chênes au feuillage sévère où quelques rares bouleaux au tronc argenté frisent sous le vent leurs coquettes ramilles. Des cultures escaladent les bois et les bois se hasardent jusqu'aux prairies.

Ces prairies sont ce que le Nivernais nomme les prés d'*embauche*. En effet, c'est dans cette petite Normandie du centre que, nuit et jour, des troupeaux parqués paissent et boivent à volonté, puis, engraissés, cèdent la place à du nouveau bétail maigre. On commence à *embaucher* au mois de mars jusqu'aux environs de la Saint-Martin. Cette région d'agriculture savante sous d'éminents agronomes, — au moyen d'intelligentes et patientes sélections sur la race charolaise croisée de durham, — a créé une race locale. Cette race nivernaise au poil blanc et fin comme de la soie, aux cornes pointues et d'une élégante venue dans les concours, est à la fois bonne laitière et bonne travailleuse. Ces troupeaux peuplent et animent la vallée dans ses élargissements, ses rétrécissements, ses tours et détours.

La vallée s'élargit soudain — et l'on traverse

le village de Sichamps, avec son clocher embroché d'un coq et à cheval sur le toit pentueux et moussu de l'église — la tourelle du bon Dieu; à gauche, un chastel, avec sa tour allongée et armée d'une girouette, — la tourelle du châtelain. L'une et l'autre vivent dans les relations du meilleur voisinage.

Vous rencontrerez le village de Chaillou. Ces petits villages de la Nièvre ont de petites maisons qu'on dirait tirées d'une boîte à jouets et plantées ici et là au hasard de la fantaisie. Elles se composent d'un rez-de-chaussée sous un toit d'ardoise échancré par une lucarne. Cette lucarne a la posture et la physionomie des cocottes de papier. Chaque villageois a installé à demeure une échelle du sol à ce grenier lilliputien. Cette espèce d'échelle de juchoir montant à cette espèce de cage donne à ces maisonnettes un aspect très drôle.

A mesure que la vallée s'avance vers Prémery, elle s'élargit plus encore. Huit ou dix moulins offrent leur roue à l'eau, et puis: Tourne, ma belle; ce que tu veux, je ferai! Le chemin de fer, la rivière, la route, tous trois serpentent parallèlement et voyagent de compagnie.

Enfin, Prémery est acculé au fond de la vallée. Mais la vallée, elle, s'échappe à droite et à gauche vers Giry et son château dans une gorge au couchant, vers Lurcy-l'Archiprêtre et son val au levant.

Prémery est un chef-lieu de canton avec un petit air de bonne vieille petite ville, la résidence d'été des évêques de Nevers avant Urzy. Elle a conservé deux édifices qui personnifient les deux grands pouvoirs spirituel et temporel réunis alors dans une seule main, — celle de l'évêque de Nevers. Les habitants la fortifièrent pendant la guerre des Anglais. L'évêque devait garder une clef de la maîtresse-porte, les bourgeois une autre, et ils s'étaient engagés à faire la guerre et à monter la garde.

Le château — du XIV° siècle — figurait troisième dans le blason des évêques de Nevers. Il était ceint de fossés. Ses tours d'angle, ses courtines, ses corps de logis, ses bretèches, ses portes en accolades, ses fenêtres à moulures sont recouverts d'une toiture d'une gracieuse hardiesse dans ses ampleurs. Il a sauvé sa porte saignée des rainures de son pont-levis entre la grosse tour et une forte tourelle en encorbellement. La baie gothique est surmontée de trois écussons aux émaux et meubles mutilés et soutenus par des crosses. Tout cet ensemble imprime à ce château la rudesse puissante et sombre d'un siècle de batailles.

L'église était une des six collégiales du Nivernais, sous le vocable de Saint-Marcel. Sa façade est peu régulière, — porte carrée et large fenêtre gothique à remplage rayonnant. Elle est écrasée par son clocher carré, lourd, massif, aveugle, ayant perdu sa flèche qui lui faisait quelque légèreté. En entrant, le bénitier de fonte semble un mortier de rempart en harmonie avec les allures guerroyeuses de cette petite ville. L'intérieur est à trois nefs.

Le chœur est éclairé de deux fenêtres à colonnettes et d'une troisième fantasquement annelée, — échantillon unique peut-être. Son chevet, orné de gerbes de colonnettes d'où une seule s'élance jusqu'à la voûte y former en relief un des sept pans qui donnent à ce chœur l'apparence d'une aile de gigantesque chauve-souris aux membranes tendues, — disposition fort rare aussi. Dans le chœur, deux tables de pierre creusées et percées (XIIIe siècle). L'une, festonnée comme une marguerite; l'autre, ronde comme une cuvette. La première, pour recevoir les eaux ayant touché les vases sacrés et recueillies dans l'église; la seconde, pour les eaux d'usage profane rejetées au dehors. Ce respect des choses saintes se retrouve dans une cavité de la muraille, fermée, comme un dyptique, par deux volets sculptés. L'un, celui du compartiment destiné aux huiles de l'Extrême-Onction, porte de la tristesse, doublée du violet de deuil; l'autre, celui du compartiment destiné aux huiles de la Confirmation, porte de la vie, doublée du blanc de fête. Encore une rareté !

Cette collégiale avait le privilège de nommer son prieur. On cite au XVe siècle le chanoine

Nicolas Appeleine, mort en odeur de sainteté et dont le sarcophage a été retrouvé derrière l'autel. Louis XI, malade, avait entendu parler du saint homme. Il le manda, se revêtit de sa robe et guérit. Quand le bon chanoine fut mort, le roi fit demander cette robe à l'évêque de Nevers. On se hâta de souscrire au désir royal. « Si nous en tirions profit, se dirent les avisés habitants de Prémery? » Ils pétitionnèrent donc à Louis XI, le suppliant de les exempter — en retour de cette relique — de douze années de taille. Le roi, bien portant en ce moment, les envoya promener par une lettre restée jusqu'à la Révolution dans les archives de la paroisse. Il la terminait par cette phrase, d'une ironique contrariété : « qu'il leur renvoyait la robe du *bonhomme* Nicolas. »

Dans la nef principale, je vous signale un débris de l'ancien siège de l'évêque, — fragment du dais peint au xve siècle dans le style de l'école de Bourgogne. Deux anges dans leurs ailes, la robe pudiquement serrée autour du cou, portent, avec des physionomies désolées, l'un, la croix; l'autre, l'éponge et la lance. Quel sentiment exquis d'angélique foi!

Saint-Marcel de Prémery a la bonne fortune d'un intelligent curé qui aime passionnément son église, sait et veut.

Derrière Prémery et sur les côtés sont les coulisses du paysage. S'il plaisait au touriste de s'y engager, il pourrait trouver là-haut, dans les bois, Montenoison, châtellenie dont ressortissaient cent trente fiefs.

Le village est humblement encore prosterné autour de la butte féodale, encombrée des ruines de l'ancien manoir, — aujourd'hui cimetière. C'est là qu'à la Saint-Jean se tient la foire aux domestiques des deux sexes attendant preneur, leur sac à la main. Cette grande louée attire plus de 3,000 curieux, oisifs ou maîtres dépourvus.

Cette butte s'appelle la Botte-du-Cavalier. La fée qui construisit le château, — car ce fut une fée, à ce que dit une légende, — décrottant ses bottines, en détacha cette butte. Une misère pour une fée, mais qui nous édifie par trop sur les dimensions de ce peton magique et féminin.

Si vous entrez dans la coulisse de droite, vous trouverez Lurcy, avec son antique église du prieuré de Saint-Benoît, le logis du prieur et quelques maisons du xve siècle. Si vous pénétrez dans la coulisse de gauche, vallée très étroite et froide, vous verrez le château de Giry et ses chicots de tours au prince de Beauvau.

C'est dans la coulisse de Lurcy que la Nièvre prend sa source, — où vous pourrez aller boire dans le creux de votre main à la santé des buveurs d'eau.

Reprenez maintenant et tout simplement le même chemin et laissez-vous bercer aux charmes des souvenirs et du retour.

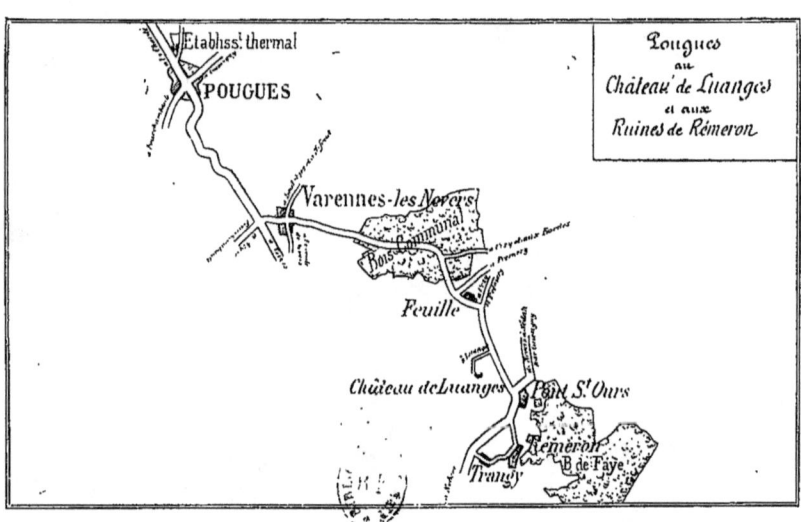

Quinzième Excursion

CHATEAU DE LUANGES — PONT SAINT-OURS — RUINES DE RÈMERON — URZY

E. M.

Varennes-les-Nevers, 5 kil ; Château de la Croix, 1 kil. ; à la sortie du Bois Communal, 3 kil.; Feuille, 1 kil. ; Château de Luanges, 1 kil. 5 ; Pont-Saint-Ours, 1 kil. ; Trangy, 2 kil. ; Ruines de Rèmeron, 0 kil. 5 ; Urzy, 6 kil. — Retour par : Varennes-les-Nevers, 6 kil. ; Pougues, 5 kil.

La route de la Charité à Nevers, ou d'Antibes à Paris, et réciproquement — c'est tout un, et souvent elle qu'il nous faut prendre. Maintes routes plus humbles y viennent attendre les touristes pour telle ou telle destination. Cette fois, nous cédons à l'invite de la première à gauche.

Elle nous montre, tout d'abord, en face, sur la colline, le séminaire de Pignelin, — un vaste bâtiment en aube blanche, dominant : en bas, la verte vallée de Pougues et la Loire ; en haut, les cimes bleues du Berry et du Nivernais.

Les prairies, avec leurs enchantements, recommencent pour former la vallée de Varennes. Varennes, dès 888, était du domaine de l'évêché de Nevers. Son église, dédiée à saint Sulpice, et remaniée, n'a rien de particulièrement remarquable. Il ne lui reste, dans un bout de clocher, que quelques fragments de baies gothiques à colonnettes. Les habitants de Varennes avaient reconstruit, de leurs deniers, à Nevers, la porte des Ardilliers, l'aïeule de la porte de Paris. Tous les ans, à la Saint-Denis, le syndic de Varennes et le châtelain de Nevers visitaient cette porte pour en constater le bon état. Soixante sols d'amende au syndic, s'il ne se présentait pas. Près de l'église, Varennes abrite son couvent, asile aux petites orphelines et refuge aux jeunes repenties, — le secours au corps et à l'âme ; — une fondation qui défend la jeune enfant pauvre contre les tentations de l'abandon et de l'envie, et la jeune fille tombée contre les rechutes et les hontes. Toute l'œuvre du Christ à l'ombre de son temple. C'est touchant et sublime.

On a bientôt fait d'escalader la colline sur laquelle est posé le château de la Croix à M° de Lanfernat. Son parc, jeté nonchalamment sur plusieurs collinettes, en a contracté les plans accidentés. Il s'en va, lui et ses sentiers, un peu au gré de la nature, — ce qui est son plus grand charme. La route contourne le parc, puis le longe — pour s'engager dans le Bois Communal où, tournant à droite, on se débarrasse de lui et l'on retrouve la vallée de la Nièvre. Les deux rivières ennemies se sont, depuis Guérigny, pardonné, réunies, embrassées, et descendent, eaux dessus, eaux dessous, comme deux bonnes sœurs. Cette vallée n'était que jolie de Poiseux à Prémery ; ici, elle étale des opulences et des splendeurs.

Sur la gauche, le château des Bordes ? — A demain!

Le hameau de Feuille accourt sur notre chemin. — Mon Dieu! mon petit hameau, nous en avons déjà tant vu de ton espèce!

Ce n'est, dans cette jonchée verte jetée à l'aventure, que taches blanches : villages, fermes, villas, châteaux, chacun sollicitant l'attention avec une rivalité charmante, et l'on ne sait, vraiment, auquel voir. Quand nous avons passé là, il avait plu et un arc-en-ciel surbaissé formait à cette vallée l'anse d'un panier, au fond duquel brillaient des fleurs et scintillaient des pierreries.

Soudain, à droite, se démasque l'élégant château de Luanges, d'un renaissance moderne un peu tourmenté, mais ployé dans un tartan de verdure, au milieu de pelouses jouant à la prairie. Un coup de théâtre très réussi. Luanges était, autrefois, un petit fief du chapitre de Saint-Cyr de Nevers. C'est aujourd'hui — à M. et Mme de Lespinasse — un rêve de fortune réalisé avec une compréhension exquise des grandes et belles choses. A la mode italienne, quelques sobres statues se dressent, comme de blanches surprises, au coin des plus coquets horizons. Des pièces d'eau, aussi naturelles que possible, où des cygnes au blanc duvet vaporeux voguent, toutes ailes dehors. Ensemble ravissant qui fait aimer les maîtres. On les retrouve partout dans leur bon goût; mais on voudrait, à la fin, les rencontrer eux-mêmes quelque part. Il y a, par là, une charmille, ce cachet du jardin français. L'entrée en portique est gardée par deux immenses et vieux peupliers vêtus de velours vert du haut en bas, — gentilshommes de la charmille ainsi que d'une allée de sapins aux sombres branches pendantes, et que continue une avenue sans limite. Partons, en saluant, du cœur et de la main, ce délicieux château de Luanges où la vie me semble facile et douce.

Mais revenons à nos prairies. Auprès d'une petite fontaine, au bas de l'avenue, tournons à droite pour atteindre le hameau de Pont-Saint-Ours, sur les bords de la Nièvre. Je vous parlerais bien, si vous y teniez, de la première ferblanterie créée, là, par Colbert en 1665; mais j'aime mieux vous parler de saint Aré et d'Ours, son serviteur.

Or, l'évêque saint Aré s'en revenait de la province d'Aquitaine à Nevers. Il envoya Ours devant pour annoncer son arrivée. Ours trouva, en cet endroit, la Nièvre débordée. Ours ne tenait compte, en ce monde, de cas de force majeure aucun et ne connaissait que l'obéissance. Il tente le passage et se noie. Saint Aré, très affligé, prie Dieu avec ferveur : le corps d'Ours, entouré du nimbe des saints, reparaît et vient échouer à ses pieds. Saint Aré était plus exigeant que cela. Il demanda la résurrection de son serviteur, qui se remit tranquillement sur ses jambes et en chemin, et continua à vivre saintement et longtemps. On comprit, néanmoins, que tous ceux qui se noieraient là ne ressusciteraient pas aussi aisément, et l'on y construisit un pont pour traverser la Nièvre. C'est ainsi que, prudemment, nous la traverserons. Ce vieux pont, bas, à trois arches modestes, porte une croix en fer avec cette légende : *In hoc signo vinces.* Ces quatre mots, qui, sous Constantin, sauvèrent une armée, appliqués au salut d'un pauvre moine, ne manquent pas d'une profonde leçon.

Les évêques de Nevers étaient seigneurs, non loin de là, du château de Rèmeron. Pour s'y rendre, le pont Saint-Ours traversé, prendre la route à droite et franchir Trangy. Sur une roche, entre deux collines, le château gît ruiné, entouré d'un fossé comblé où s'est oublié ou entêté un mince filet d'eau. La femme d'un seigneur de Rèmeron soutint un siège dans ses murailles, à la tête des hommes d'armes de son mari ; c'était une vaillante. Mais il s'y trouva, plus tard, une amoureuse, et, patatras ! le seigneur de Rèmeron et de Challazy, étant parti pour la croisade, constata, au retour, l'infidélité de son épouse. Il ne prit ni son parti, ni par quatre chemins, et s'ensevelit, avec elle, sous les décombres de son château :

C'était trop d'un, madame ; et trop de deux, monsieur !

Revenant sur nos pas, et tournant le dos au pont Saint-Ours, nous remontons la vallée de la Nièvre. A notre gauche, dans les étangs, les arbres et les hautes herbes, se montre Urzy, ancien fief, don de Charles le Chauve aux évêques de Nevers et leur résidence d'été. Urzy, Parzy et Prèmery, ces trois châteaux, se détachent sur fond de gueules dans leurs armoiries et sur fond de sinople dans la vallée de la Nièvre.

Dans l'Eglise paroissiale d'Urzy, remise à neuf (une vraie rage !), il est une petite cheminée dans le bras nord du transept qui servait de chapelle seigneuriale. On retrouve aussi ce confortable dans la royale église de Brou. Ici, comme à Brou, et avant le livre de saint François de Sales, les grands seigneurs avaient trouvé que, pour bien prier, il faut toutes ses aises et commodités.

De l'ancien château, rien, — mais un château moderne bâti par Mgr Tinseau, en 1770, dans le goût de l'époque, avec longues avenues, cours spacieuses et charmilles. Il est abandonné aujourd'hui comme insalubre, et les bas-reliefs de ses façades représentent, — si je ne me trompe, — la Nièvre, Apollon et Neptune accompagnés de tritons. Je ne vois pas ce qu'Apollon, le dieu du soleil, vient faire ici entre ces deux divinités aquatiques. Nouveau problème posé à la sagacité des touristes.

D'Urzy, — nous rentrons en pays connu, le Bois Communal, Varennes-lez-Nevers, et, de Varennes à Pougues. Dieu vous conduise promptement, gaiement et sûrement!

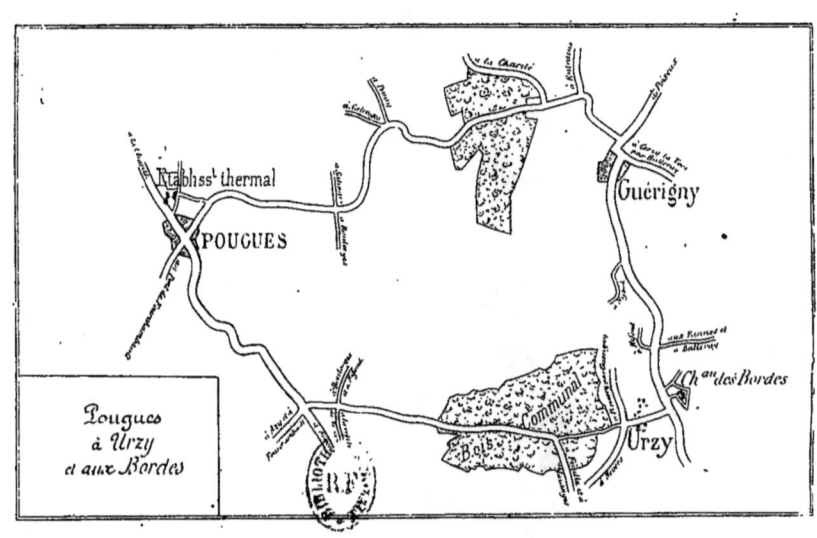

Seizième Excursion

LE CHATEAU DES BORDES

E. M.

Varennes-les-Nevers, 5 kil. ; à la jonction de la route de Luanges, 4 kil. ; Urzy, 2 kil. ; Château des Bordes, 1 kil. 5. — Retour : par les Greux, 1 kil. ; Chantemerle, 1 kil. ; Nifond, 1 kil. 6 ; Varennes-les-Nevers, 3 kil. ; Pougues, 5 kil.

Toujours la route de Paris à Antibes, toujours à gauche la route de Varennes, toujours la traversée du Bois Communal. Boudez au chemin qui vous a conduit, hier, à Luanges, et continuez dans le bois 150 mètres d'avenue. Un imposant boulingrin se présente croisé de quatre magnifiques percées en vis-à-vis aux quatre horizons. Nous coupons en droite ligne dans le rond-point. Au découvert du pays, Saint-Martin d'Heuille, appuyé sur ses grands bois, nous saute aux yeux. On descend ; la vallée se déploie et, en face, de l'autre côté, surgit le château des Bordes — dont le badigeon blanc à outrance nous désappointe un peu.

Songez donc que voilà un des plus beaux châteaux du Nivernais et qu'il concédait à son possesseur le titre de baron et de comte !

La vallée nous attire au bas de la pente rapide. La voie ferrée ; Urzy ; et l'on se dégage, comme à saute-mouton, par quatre ponceaux, des prairies et des bras nombreux de la Nièvre — un vrai filet d'argent aux mailles vertes. On se hâte vers les Bordes sur la hauteur en longeant bientôt l'immense muraille qni soutient sa terrasse. C'est de là-haut que les lignes d'alentour s'arrondissent comme les bords d'une gigantesque vasque d'où s'élancent, au milieu, les Bordes, sculptés, découpés, ciselés. Une note d'un vieux Rabelais me donne l'étymologie de Bordes. Bordes, dans la coutume du Nivernais, ainsi appelait-on les maisonnettes des paysans taillables et corvéables. Le long mur d'appui de la terrasse se termine à chaque extrémité par un pilastre. Au centre, se renfle sur la vallée un étroit balcon de pierre soutenu dans son encorbellement par deux trompes dos à dos; motif architectural superbe. La terrasse tournée, une avenue commence avec un portail merveilleux, mais démantibulé. Les écussons ont quitté le sommet des deux pieds-droits vermiculés. Comme leurs maîtres, ils sont descendus de leur splendeur dans la poussière du chemin. Deux lambeaux des ornements de la grille ont seuls échappé à la dévastation, — deux admirables branches en fer repoussé. Hélas !

Le château se masse là-bas. Quel profil énergique et opulent à la fois ! On dirait une de ces riches et fortes armures du xvie siècle. Mais un confortable criminel a gratté et blanchi les pierres, refait les fenêtres et les a aveuglées de volets modernes. Le cœur se serre et se révolte.

Le château des Bordes est un carré long, fortifié d'une tour solide à chaque angle. L'aile de l'est fut toujours remplacée par une grille. L'aile du nord, donnant sur les jardins, avec la *salle des Gardes,* ornée d'un portrait en pied de la *Pucelle d'Orléans*, n'existe plus. Il reste au castel quelques tours à créneaux et à machicoulis, le donjon aux murs épais et aux bancs d'embrasures, une coquette vigie flanquée d'une mignonne tourelle dont le faîte aigu luttait avec le faîte de la tour principale, des cheminées à colonnettes. Ses combles d'ardoise sont d'une hardiesse monumentale. Il lui reste enfin sa cour abandonnée et pleine d'herbe. Sur le sévère xive siècle, l'élégant xvie s'est superposé.

Les maîtres et seigneurs du château des Bordes n'étaient qu'une noblesse de province dont l'histoire se résumait en querelles avec leur suzerain pour les droits et hommage et en contestations avec leurs manants pour quelques pièces de terre. Mais le destin fit à cette famille d'heureuses fortunes — *Ut sors volet*, selon sa devise. Voilà pourquoi sur ce manoir planent des ombres historiques et d'attrayants souvenirs. Jugez-en plutôt. Je cours à travers ses généalogies et ses chroniques.

Le fief des Bordes, dès le xie siècle, formait le patrimoine d'une famille qui en portait le nom. En 1041, Jean des Bordes était chambellan du roi de France.

En 1402, le fief passe aux Imbert de la Platrière, qui bâtirent le château actuel. Alors, les Anglais dévoraient la France au cœur. Ils s'étaient cantonnés à la Charité. Jeanne d'Arc les y assiégeait vainement depuis quarante jours pendant qu'elle recevait de Charles VII des lettres d'anoblissement pour elle, sa famille et leur postérité. La dispersion de ses troupes obligea enfin la Pucelle à se retirer fort marrie. Le découragement la gagnait et le prestige se retirait d'elle. Elle abandonna La Charité un jour que le soleil déclinait. Dunois l'accompagnait. Nevers tenait pour les Bourguignons ; il fallait éviter Nevers. Le soir venu, on heurta de l'assommoir au castel des Bordes et l'on demanda l'hospitalité d'une nuit. C'étaient Jeanne d'Arc et Dunois.

Je rencontre un Imbert de la Platrière, baron de Frasnay, évêque de Nevers. La plus grande illustration fut Imbert de la Plâtrière, chevalier et seigneur de Bourdillon. Maréchal de camp en 1552, lieutenant général en Champagne et en Brie, en 1553, il chasse les ennemis des environs de Mézières en 1554, sauve un tiers de l'armée française après la défaite de Saint-Quentin en 1557, est dépêché à la diète d'Augsbourg, nommé lieutenant-général en Piémont, le 22 décembre 1562 reçoit un bâton de maréchal de France que le roi crée exprès pour lui et meurt à Fontainebleau, en 1567, sans postérité. Dans ses armes sont trois dés à jouer; mais, à la devise des Imbert de la Plâtrière : *Ut sors volet*, il avait ajouté : *Tamen stabo — Quoique fasse le sort, je resterai debout.* Son portrait, à Versailles, sous un visage fier et distingué, révèle une âme fortement trempée.

Les Bordes passent aux maisons d'Aussienville et de la Grange-d'Arquian. En 1612 naissait Henri de la Grange, marquis d'Arquian. Il devint capitaine des Cent-Suisses de Monsieur, frère de Louis XIV. Je glane dans Saint-Simon quelques traits de sa singulière biographie : « Il fut homme d'esprit, de bonne compagnie et fort dans le monde... Il avait épousé (en secondes noces) une de la Châtre, qui lui laissa un fils et cinq filles dont deux se firent religieuses. Embarrassé de marier les autres, il se laissa persuader par un ambassadeur de Pologne avec qui il avait lié grande amitié de les établir en ce pays-là. » En effet, le marquis se rendit en Pologne avec sa cargaison de filles; et le conseil était bon : il les y plaça toutes.

L'une, Marie-Casimire de la Grange d'Arquian — après avoir *flirté* avec le grand maréchal Sobieski, finit par épouser Jacob Radziwil, prince de Zamoiski, palatin de Sandomir, qui eut le bon esprit de la laisser veuve et sans enfants. L'ancienne tendresse entre Marie-Casimire et Jean Sobieski flamba plus que jamais, et la Nivernaise épousa Jean, alors grand hetman. Bien lui en prit, car le grand hetman devint roi de Pologne et adora sa femme tout le long de sa vie. Cette femme altière, impérieuse, avait pris sur son mari un empire sans bornes. Lui, le héros, pleurait devant elle. Il l'appelait, dans ses lettres si tendres et si ardentes, *ma bien-aimée Mariette, seule joie de mon âme.* Sobieski affectionnait beaucoup la France. « La reine de Pologne, continue Saint-Simon, ne fut pas à beaucoup près si française que le roi son mari... Elle inspira au roi une conduite sordide dans ses dernières années qui l'empêcha d'être regretté. »

Le beau-père ne perdit rien à cette élévation de sa fille. En 1695, honoré du collier des ordres du roi, il avait quatre-vingt-deux ans, et comme on ne savait trop que faire de lui en Pologne, sur la présentation du roi son gendre, il reçut du pape Innocent XII le chapeau de cardinal, mais ne put jamais attraper aucun bénéfice. Revêtu de la pourpre romaine après un double veuvage il se vantait de ne jamais lire de bréviaire ; « il fut gaillard et eut des demoiselles fort au delà de cet âge (quatre-vingt-deux ans) ce que la reine, sa fille, trouvait fort mauvais. »

Jean Sobieski étant mort, « la reine Marie-Casimire, détestée en Pologne de ses créatures et de ses propres enfants, emporta ses trésors et se retira à Rome avec son père et y demeurèrent dans le même palais. Les mortifications l'y suivirent. Elle prétendait y être traitée comme l'avait été la reine Christine de Suède. Il lui fut répondu comme on l'avait déjà fait en France, qu'il n'y avait point de parité entre une reine héréditaire et une reine élective. »

Son père étant mort âgé de quatre-vingt-seize ans, elle vint habiter Blois, où elle mourut comme une simple particulière. Sa vie avait été un continuel caprice et un perpétuel calcul.

Ne voilà-t-il pas une jolie page d'histoire pour le château des Bordes ?

Déjà, les fossés sont comblés ; les ponts-levis, supprimés.

Les Bordes arrivent alors aux de Béthune par le mariage d'un marquis de Béthune avec une sœur de la reine de Pologne. Le marquis fut ambassadeur en Pologne, dont il ajouta les armes aux siennes.

Ce fut peu après que Stanislas Leczinski, beau-père de Louis XV, habita le château des Bordes, où l'on montra longtemps son lit de 8 pieds carrés à colonnes torses et posé sur une estrade.

La Révolution éclata, et très haute et très puissante dame de Béthune-Pologne, comtesse des Bordes et autres lieux, devenue la citoyenne Vve Béthune, afferma pour neuf ans consécutifs et greva d'hypothèques les terres et le château des Bordes.

Ensuite, c'est Mme la marquise de La Tour du Pin; c'est M. le baron de Maisières... Après, je ne veux rien savoir... car, dedans comme dehors, on m'a si horriblement gâté le château ! Tout y a été dévasté, démeublé, passé au vernis, tapissé de papiers de 15 sous, déshonoré de cheminées de 15 francs. Les appartements appartiennent à la poussière, à la pluie et aux plâtras. Un tas d'archives de famille sont aux rats dans des fonds d'armoires.

C'est à peine si la chambre du Roi a conservé quelque chose de son ancien caractère. On y pénètre par une sorte de porte-placard peinte de deux palmes vertes que rattache une faveur rouge. Dans le cabinet attenant, les palmes sont, de plus, surmontées d'une couronne royale. L'emblème de la royauté, la palme de l'infortune, la faveur du dieu léger sont à la fois réunis dans cette décoration qui rappelle certaines boîtes de carton du XVIIIe siècle.

Mais, dans cette chambre à balustres plus de lit à estrade avec ses pentes de soie garnies de crépines d'or.

Plus de *chambre à l'italienne*, avec les portières.

de velours violet doublé de taffetas d'Angleterre jaune, sa table d'albâtre et d'agate, son crucifix d'ivoire et son bénitier de cristal.

Plus de salon magnifique aux tentures de cuir bleu et argent, avec ses quatre lustres de bois doré.

Plus d'oratoire; plus de galerie de portraits, depuis celui du cardinal d'Arquian et de la grande chancelière de Pologne jusqu'à celui de Mme d'Espoisse, religieuse, en Madeleine. Plus rien de ces merveilles d'ameublement que portent les anciens inventaires.

A peine le bel et grand escalier italien, à rampe et balustres de pierre; à peine, dans une cheminée, une plaque de fonte avec la devise *Ut sors volet*. On monte; on descend; on se glisse entre les murailles à créneaux, dans les chemins de ronde à crevés de mâchicoulis; on entre dans les corps de garde obscurs et déserts; on cherche. — C'est en vain. Les souvenirs seuls se réfugient dans votre cœur et semblent gémir avec le vent dans les ardoises.

Montez encore. Voici les admirables charpentes aux immobiles et herculéennes membrures. Ici, habitent au moins les chats-huants qui peuplent et salissent ces combles. Lorsque le crépuscule tombe, ils sortent des ténèbres, battent des ailes et pleurent.

La masse noire du château sans lumières prend — à ces heures de nuit — une voix lamentable qui trouble la vallée silencieuse comme des cauchemars de fantômes.

Pour revenir, remontons la vallée de la Nièvre par les Greux et retraversons cette vallée de Nifond qui nous console toujours — et des noirceurs de l'industrie et du vandalisme des hommes.

Dix-septième Excursion

FOURCHAMBAULT — CHATEAU DE CHASNAY

E. C.

CLAIRE-FONTAINE, 2 kil. 5; GARCHIZY, 8 kil. 5; MUSÉE DES PIPES, 0 kil. 2; FOURCHAMBAULT (forges), 4 kil.; CHATEAU DE CHASNAY, 2 kil. — Retour par même chemin.

Le clocher de l'église de Pougues est notre doigt indicateur. Allons jusqu'à lui ; il nous montre la route de Guérigny à Fourchambault. A droite se déroulent jusqu'au promontoire de Soulangy les lointains de cette Loire qui, toujours par quelque endroit, égaie le paysage nivernais.

A gauche, un saut-de-loup engageant met le passant de plain-pied avec une jolie maison de campagne, Claire-Fontaine — la bien nommée. C'est là qu'habitait, chez sa femme, le romancier et marquis de Foudras, qui produisit un vrai cabinet de lecture d'in-8°, trouva le moyen de se ruiner et mourut à Châlon-sur-Saône, frappé de cécité. Les cuisinières et les tourlourous se délectent à lire *Soudarts et Lovelaces, le Lieutenant Trompe-la-mort.* Il réussissait particulièrement les romans de chasse, et sa *Vénerie contemporaine* a été plusieurs fois rééditée. Aujourd'hui, Claire-Fontaine appartient à M. et Mme Théodore Breton. C'est une villa très fraîche et très avenante à l'ombre de ses marronniers et à l'intimité de son toit.

Garchizy n'est pas loin ; — et là, à droite, une maison toute rose avec des contrevents vous prépare déjà aux étonnements du dedans. 5,600 pipes, recueillies, depuis 35 ans, par la patience d'un brave commandant de gendarmerie, s'y étalent en trophées. Il en est de tous les pays, de toutes les formes, de tous les caprices, de toutes les matières. Sérieuses, grotesques, artistiques, vulgaires, historiques, risquées ; — toutes ces pipes ont été fumées et ont un nom. Une surtout est fort curieuse. C'est un grossier petit brûle-gueule en fer qui aurait appartenu à Pierre-le-Grand — au temps sans doute de son apprentissage incognito dans les chantiers de construction de Saardam. Le tabac, qui bouleverse les délicatesses de nos belles mondaines, a cependant inspiré beaucoup de prose et pas mal de vers. Je signale les intéressantes pages d'Alphonse Karr, dans *Geneviève*, et une ode de Constant de Renneville, poète de cour, bouclé onze ans à la Bastille pour quelques épigrammes :

Qu'est-ce que notre vie? Une cendre animée.

Je terminerai la visite de ce sigulier musée par un mot très profond d'un dessin de Gavarni : « Le vrai fumeur ne casse pas sa pipe; on la lui casse. »

Ce musée — d'ailleurs très obligeant — en est la preuve. Quelques armes canaques sont venues s'ajouter à cette collection avec des inscriptions comme celle-ci : Ayant appartenu à un tel... fusillé par moi le 12 juillet 1881, à 4h. 1/2 du soir.

Fourchambault n'est pas loin. Ses noirs ateliers au bord de la Loire se disséminent par groupes autour d'un petit parc aux arbres charbonnés. Les hautes et nombreuses cheminées déchargent continuellement leurs fumées dans le ciel. Il est trois sortes de fumée : la lourde fumée opaque et noirâtre, la fumée aux blancs volumes tourbillonnants et la vaporeuse fumée d'acier. Nous sommes dans un fusain vigoureusement estompé. Ce n'est plus Guérigny, l'aristocratique fonderie de la marine; c'est Fourchambault, la vulgaire forge industrielle.

On trouve Fourchambault au XVIIIe siècle encore petit moulin; c'était la modeste graine.

D'elle, au xix⁰ siècle, a germé et grandi l'usine. Entrons, mesdames. Bah ! ne craignez rien. Je ne prétends vous dire ni les kilogrammes de fonte et de charbon employés, ni le nombre d'ouvriers, leurs sociétés de secours, leurs salles d'asile et leurs écoles gratuites, — pas plus que vous décrire toutes les opérations techniques et fastidieuses. Non ; je vous ferai assister seulement à deux ou trois curieux spectacles.

Regardez ! ce sont toujours des enfilades de forges cyclopéennes, des machines dégingandées, extravagantes dans leurs allures et brutales dans leur force — servantes de fer aussi puissantes qu'aveugles.

Le minerai arrive déjà transformé en paquets de fonte ici où tout se coule et se jette au moule.

Une coulée de fonte est splendide à voir et palpitante d'intérêt. On éprouve le même battement de cœur qu'au dénouement terrible d'un drame. Le four à manche élève son large cylindre de métal engagé dans un massif de maçonnerie. Par des orifices, les tuyères soufflent l'air nécessaire à la combustion de la fonte cassée et chargée, en compagnie de coke, d'en haut par le gueulard. Sur le devant, le trou de coulée. Souffle le vent, brûle le fer ; dans le creuset, la fonte est liquide. L'ouvrier, armé d'un ringard, débouche. La fonte blanche, par une rigole, gagne une poche d'où elle sera portée et versée dans les moules. Malheur si le dégagement de la vapeur était arrêté dans un moule mal nettoyé ou si la fonte tombait dans un moule humide! La vapeur emprisonnée ou produite trop abondamment s'échapperait par une formidable explosion. De ces moules de Fourchambault sont sortis les combles de la cathédrale de Chartres, les arches des ponts de Cubzac et du Carrousel, les viaducs des voies ferrées, la colonne de Juillet, les serres du Jardin des Plantes de Paris, etc.

Passons à la tréfilerie où s'exécute sur le fer le petit travail tout féminin du dévidage de la soie. Ces fours, debout et ardents, sont remplis des écheveaux que le feu doit adoucir. Le fil, sorti de cet enfer, a reçu une chaude leçon; il se laisse manipuler avec plus de souplesse. L'écheveau est alors confié à un dévidoir, tournant quelquefois dans un tonnelet d'eau grasse. Le bout de l'écheveau, introduit dans un trou de filière, est présenté à un *chien* d'acier qui donne un coup de dent et ne lâche plus, et le fil va immédiatement s'enrouler plus mince autour d'une grosse et solide bobine verticale. La bobine tourne de force, le dévidoir tourne avec elle; le fil se dévide, il passe... passe... il faut qu'il passe ou qu'il casse. Il repart ensuite s'adoucir à nouveau dans les fours et revient aux filières s'amincir encore. — Ainsi de suite, par degré, jusqu'à 1/10 de millimètre où s'arrête la tréfilerie de Fourchambault. Notez qu'il y a encore trente-deux minceurs au-dessous. Toute cette série de dévidoirs valsants et de bobines tournantes est d'un aspect réjouissant.

Je ne vous retiendrai pas davantage. La science pour dames n'est intéressante qu'à la condition de se montrer dépouillée de ses détails de ménage. En partant, regardez cette cisaille gigantesque qui a la forme d'un gros âne lourd. Chaque fois que l'âne de fer branle la tête, il tranche un bout de fonte de toute grosseur. Cela fait frissonner.

Et, cette fois, je vous rends au grand air. La fumée flotte autour des noires cheminées de l'usine comme votre voilette autour de votre frais chapeau. La voiture roule et atteint, sur la droite, des terres closes par une muraille et dominées par un joli château moderne, — Chasnay, ancien fief de la châtellenie de Nevers. A travers ces terres, des sauts gris et noirs vous intrigueront, — des sauts de lapins. Il y a des lapins partout, sous les pieds, au fond des sillons, derrière les mottes, le long des haies, à travers l'herbe, entre les pierres, contre les clôtures, dans les rigoles. Cela pullule, fourmille et gambade. De nombreuses et forcenées charges de cavalerie fuient en déroute. Le plus curieux est qu'en ce paisible domaine il en vint deux on ne sait comment, on ne sait d'où. Cette Eve et cet Adam lapins ont ainsi peuplé — et dépeuplé. Car, entre nous, de 40,000 pieds d'arbres plantés, il ne reste que dix à peine fort maltraités, — et ces dix finiront par y passer.

Si Jeannot Lapin n'avait, depuis longtemps et ailleurs, conquis sa réputation de fécondité, c'est au château de Chasnay qu'on la lui eût faite. Le jardin potager est gardé par des murs; les plates-bandes, par des araignées de fil d'archal. Lapin qui se risque ou se fourvoie là-dedans est immédiatement et impitoyablement assassiné.

Le château se ploie d'un côté dans un lierre aux griffes vertes; de l'autre, dans une glycine aux grappes lilas. Son intérieur est élégamment confortable, avec de délicieuses et timides jeunes Miss qui logent dans leurs poches de petits lapins nouveau-nés gros comme des pelotons, de quoi dessiner avec le flou anglais et ses lignes délicatement pures : *la Jeune Miss au petit lapin.* Ce château est desservi par 300 hectares de terres, une ferme superbe et d'opulentes écuries. Il appartient à un Anglais, M. Cranshay, riche gentilhomme campagnard, terrible chasseur devant les sangliers et les lapins, — qui a dans le visage, le caractère et la poignée de main, une rondeur toute britannique et une affabilité toute française.

Revenons à Pougues par le même chemin, — en intervertissant chez notre cheval l'ordre de la tête et de la queue. La Loire est maintenant à votre gauche, et vous sentirez venir jusqu'à vous ses brises rafraîchissantes, qui donnent aux feuilles leur lustre vert et au gazon son humide satin.

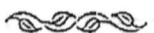

Dix-huitième Excursion

MARZY — LE BEC D'ALLIER — CUFFY

E. L.

Claire-Fontaine, 2 kil.; Garchizy, o kil. 5; Fourchambault, 4 kil.; Marzy, 4 kil.; à la Loire, 2 kil.; Le Bec-d'Allier, o kil. 3 (en bateau); Le Guétin (les 3 ponts), 1 kil.; Le Bec-d'Allier, 1 kil.; Cuffy, 2 kil. — Retour par : Le Bec-d'Allier, 2 kil.; traversée de la Loire, o kil. 3; Marzy, 2 kil.; Fourchambault, 4 kil.; Garchizy, 4 kil.; Pougues, 3 kil.

De Pougues à Marzy, nous devons retrouver sur la route Garchizy, Fourchambault, passer ensuite devant ou derrière le château aux lapins *ad libitum*. Enfin notre première étape sera Marzy, dont, à l'époque romaine, — hasardent les étymologistes, — le dieu Mars fut le parrain. Saint-André, au XIIe siècle, n'a pas regardé de trop près à cette origine et a sur place accepté une église. L'église a perdu, depuis, son porche à fresques, mais conservé son chevet avec une couronne de consoles aux modillons excessivement variés et bizarres : têtes de porc, de loup, de taureau, de bouc, buste de femme, corps de chouette, etc.; toute la floraison romane habituelle. A l'intérieur, cette abside se déploie comme un triptyque avec deux belles colonnes saxonnes. Les serpents s'enlacent sur les chapiteaux; il en est même un qui semble tombé sur le piédouche de sa colonne et qu'on y voit sculpté. C'est fort singulier. Il y a là tout un jeu de symbolique dont je ne puis vous donner la clef dans ces lignes hâtives. Le clocher carré à étages est heureux d'ensemble et soigné de détails.

A gauche de l'entrée dans l'église, une statue gigantesque de saint Christophe arrête le visiteur. Autrefois, ce *Porte-Christ* ornait un des portails de Saint-Cyr, à Nevers. La Révolution ne lui ayant pas donné un brevet de civisme, il fut déporté à Marzy. Le géant — qui avait juré de ne servir en ce monde que le maître le plus puissant et qui, par pénitence, au bord d'un torrent, passait sur ses épaules les pèlerins, — franchit l'eau en ce moment appuyé sur son arbre et un enfant au cou. L'enfant pèse, pèse ! c'est l'Enfant Jésus. Le géant l'interroge avec cette bonne simplicité ordinaire aux forts. Cette statue est d'une naïveté pleine de puissance. Saint Christophe resta un temps sur le pavé de Marzy, où il eût invariablement perdu quelque membre si une terreur superstitieuse ne l'eût protégé. On était convaincu que le géant lèverait son énorme bâton et assommerait l'insulteur. Comme, en Espagne, la statue du Cid sur son sarcophage, qui giffla si solidement un juif assez osé pour lui tirer la barbe.

Dans l'intérieur de cette église, je vous signale un banc d'œuvre du XVIe siècle et un devant d'autel en soie brodé en gros reliefs. Il représente *la verbération* du cœur de sainte Thérèse alors que l'ange le perce du trait divin. Cet ouvrage, exécuté sans doute aux Carmélites de Nevers et pillé en 1793, est un chef-d'œuvre de patience et de richesse. Deux anges de soie blanche séparent deux médaillons autour desquels courent des ornements variés en merveilleux rehauts de mille soies.

De Marzy, un vert chemin de halage sur les bords de la Loire nous amène au pied du coteau de Conflans. Les touristes qui redoutent les embarquements graviront 200 ou 300 mètres de sentier gazonné et embrasseront aussitôt d'un regard le coteau de Sampanges, le Guétin et ses trois ponts sous lesquels l'Allier s'enfuit dans des fonds noirs, le Bec-d'Allier et son village, la tour de Cuffy, le Berry.

Quant aux audacieux, ils hêleront le passeur dont le bateau est à l'ancre sous les maisons du Bec-d'Allier. C'est là que l'Allier et la Loire se rencontrent, mélangent leurs sables et forment des îles, — assez d'accord jusqu'aux jours de crues où le désaccord devient terrible et dangereux.

Au Bec-d'Alliér, jadis, les nautoniers, les marchands cabaniers, les gagne-deniers-sur-eau composaient la corporation des mariniers sous le patronage de saint Nicolas. Ah! c'était alors un va-et-vient animé de bateaux par le *doux chemin du Paradis*, comme on disait par opposition au rude chemin des voituriers appelé la *rue de l'Enfer*. Mais, depuis les voies ferrées, plus de bateaux débouchant de la Loire et de l'Allier. L'Allier et la Loire roulent des eaux désertes; à peine maintenant si, par année, deux arriérés ou entêtés en descendent mélancoliquement le courant.

A mesure que l'on traverse *la Loëre au bié d'Allier*, ainsi que l'écrit Froissart, l'Allier présente ses trois ponts s'espaçant dans le paysage dont ils allongent la perspective. Le paysage débute à gauche par le coteau de Sampanges où se sont groupés nombre de châteaux, et se termine au lointain par un rideau de grands arbres.

Le Bec-d'Allier, auquel nous abordons, est coquet sur la rive du fleuve. Au bout d'un escalier de berge, une friture est possible. Commandez-la et recommandez-la, pendant que vous emploierez vingt minutes à gagner et visiter le Guétin. Une longue levée de pierres de taille vous y conduit. Ce perré est destiné à défendre le Cher contre les luttes envahissantes que la Loire et l'Allier se livrent sur ce point en temps d'inondation.

C'est donc au hameau du Guétin que les trois ponts s'échelonnent. Le pont-route, pont suspendu, unissant, d'une rive à l'autre, le Guétin à Gimouille. A 200 mètres, après un gazon vague abandonné aux oies, aux poules et aux canards, le pont-canal, avec ses dix-huit arches de pierre, conduit par des escaliers d'eau et ses écluses à trois sas, les bateaux du canal latéral à la Loire dans le canal du Berry, et réciproquement. Enfin, plus loin, le pont-viaduc du chemin de fer relie le Guétin à Saincaize. Entre les ponts, quelques îles charmantes affleurent l'eau ; des bateaux de pêche y sont amarrés avec leurs noires cabines goudronnées et entourées de leurs filets déployés. On dirait de grosses araignées dans leurs toiles. De là, la perspective des lointains de l'Allier se complète sur l'avant-dernier plan par le château de Veulien à M. du Verne ; sur le dernier, par le château d'Apremont au marquis de Saint-Sauveur.

Retour et repos en face de la friture, si appétissante qu'elle se croque avec une gourmandise accélérée.

Nous avions pris à droite pour remonter l'Allier vers le Guétin, prenons maintenant à gauche pour descendre la Loire jusqu'au pied d'une croix derrière laquelle un chemin dessert une ferme. Nous traversons le canal latéral et, par les prairies, nous arrivons heurter du pied l'abside de l'église Saint Maurice de Cuffy.

Son clocher nous rappelle la *bonne* Marie d'Albret dont bien des paroisses encore, au son de leurs cloches, doivent se ressouvenir. Dans le clocher de Cuffy, avant la Révolution, il s'en trouvait deux : l'une se nommait *Marie d'Albret*, l'autre *Henriette de Clèves*. Celle-ci était l'ex-voto de mariage de haulte et puissante princesse Henriette de Clèves, duchesse de Nevers, avec le prince Ludovic de Gonzague. Un boucher se chargea, en 1793, de les briser toutes deux, besogne dont personne n'avait voulu se charger.

L'église de Cuffy a toujours ce plafond de bois en fond de bateau marinier. Ici, c'est le lieu et le cas. A gauche de la porte, un vaisseau est suspendu dans une cage de verre. — Le 8 mai, fête de saint Nicolas, les mariniers de la Loire viennent en procession prendre le vaisseau pour le porter au Guétin. Il s'en va escorté des deux bâtons, — niches en bois doré où l'on a sculpté saint Nicolas et *ses trois bons petits gas*, selon l'expression du pays. Ces deux bâtons, très curieux, attendent, toute l'année, plantés dans le chœur de l'église. Le chœur, avec ses trois arcatures aveugles et ses trois baies, est parfaitement compris et a été respecté. La charité, l'intelligence et le bon goût peuvent s'allier intimement, — n'est-il pas vrai, monsieur le curé de Cuffy ?

Les ruines du château de Cuffy couvrent, tout près, un monticule au milieu de prairies. Le château appartenait aux comtes et ducs de Nevers. Là, est née Marie d'Albret; là, s'est arrêté François Ier en allant à la conquête du Milanais.

Là, vécut Gaucher de Châtillon qui donnait, tous les ans, 23 livres tournois sur ses revenus de Cuffy « pour acheter des chemises et souliers aux pauvres de la dicte terre ».

Là, Jean de Bourgogne fut aussi le bienfaiteur « de ses pauvres, humbles et obéissants hommes et sujets, les paroissiens et manants de Cuffy et de Beaune ».

Là, se plaisait Engilbert de Clèves, petit-fils de Jean de Bourgogne, qui, à la tête des Suisses, contribua si glorieusement à la victoire de Fornoue, et mourut à Nevers où il fut enterré dans le caveau sépulcral de l'église des Cordeliers.

Là, fut adorée Marie d'Albret que Guy Coquille qualifie « de miroir très clair de vertu et d'honneur, grandement soigneuse de justice, aimant à se rendre familière avec ses sujets pour connoitre leurs nécessités et leur faire secours en icelles », enterrée, elle aussi, dans l'église des Cordeliers de Nevers.

Là, se maria Henriette de Clèves, — *la plus belle princesse du monde*, — qui eut en héritage, de ses deux frères, les duchés de Nevers et de Rethel.

Cuffy appartint un jour à Charles III de Gonzague, prince de Mantoue, qui, peu soucieux de ce pays nivernois, ne séjourna que deux nuits dans sa ville de Nevers et vendit le duché au cardinal Mazarin.

Enfin, pendant la Révolution, le Nivernais Chaumette, procureur de la Commune, proposa de maintenir en prison l'académicien et duc octogénaire Louis-Jules-Barbon Mazarini-Mancini « jusqu'à ce qu'il eût restitué à la veuve et à l'orphelin toutes ses concussions ».

La Nation saisit et vendit Cuffy.

Un infatigable et spirituel archéologue, M. Louis Roubet, président de la Société nivernaise, vous en dirait bien davantage et mieux.

Pauvre château de Cuffy sur lequel les routiers des Grandes Compagnies se sont rués et qui, pendant la guerre de Cent Ans, était tombé aux mains des Anglais « avec les vingt-sept villes et châtelx sis sur la Loire » ! Château superbe jadis, il est resté ruine superbe. Il rappelle ces burgs démantelés de la Forêt Noire dont les baigneurs des eaux de Bade sont si fous.

Des murailles épaisses, à douves puissantes minées par le bas mais debout toujours, trempent dans les fossés où la vieille eau de défense passe encore dans les roseaux. Des tours d'enceinte rondes ou carrées, avec un appareil de pierres taillées et ajustées, recouvrent de formidables massifs de maçonnerie.

Son donjon carré est d'un aspect robuste et redoutable avec ses jours irréguliers et rares. Ses étages se sont effondrés et un flanc tout entier a croulé d'un coup dans les décombres. En haut, deux arcs de la voûte seuls ont persisté et retenu leurs membranes de bâtisse. Tout cela verdoyant d'arbustes et d'herbes poussés et accrochés au hasard. — Au travers, le ciel où passent lentement les nuages et des échancrures d'où s'envolent des nuées de corbeaux. Un chemin de ronde court dans l'épaisseur des murailles comme une galerie qu'un ver gigantesque aurait forée.

Si vous franchissez quelques portes enfouies et louches, vous pénétrerez dans des salles basses mi-comblées à succession d'arceaux, à enfoncements de parois comme des issues bouchées, pleines de mystères inexplicables. Si vous levez les yeux, vous apercevrez des trous béants et des cheminées suspendues : les oiseaux entrent par les uns et nichent dans les autres. Partout des effondrements du haut en bas dans les ronces ; partout des écroulements par monceaux ; partout des renversements par blocs ; — et toute cette boucherie de murailles à créneaux, d'archières comme des plaies saignantes, est pansée par la nature avec ses bandages de lierres magnifiques. de touffes d'herbes et de folles branches d'arbustes.

Quelle puissance et quelle magnificence de château féodal jadis ! Quelle magnificence et quelle puissance de décombres aujourd'hui !

Dominant encore la Loire, il est d'une poésie de tristesse indescriptible, ainsi déchiré, démantibulé, abandonné dans ce paysage champêtre où insoucieusement paissent des troupeaux et chantent des pâtres.

Avant de quitter le grand manoir, cherchez par là le Dianthus rouge ou *œillet d'amour* pour en parer votre boutonnière ou le glisser dans les feuillets de votre Guide. Ce genre de caryophyllée ne se rencontre que dans les anfractuosités des murailles du château de Rosemont ou du château de Cuffy.

Revenez au Bec-d'Allier et reprenez le bac. Cette pauvre Loire ! elle se laisse traverser pour dix centimes ! Le bon fleuve !

Votre voiture vous a attendus au chemin de halage et vous ramènera par la même route.

De cette saison à Pougues, — parmi toutes ces riantes ou saisissantes excursions, — se détachera, j'en suis sûr, d'une pointe énergique sur votre souvenir, la silhouette puissante et mélancolique du donjon de Cuffy.

POST-FACE

MESDAMES

Notre *Guide* est fini ! — Le docteur est la prose ;
Je suis la poésie. Et si, par son conseil,
Cette eau qu'il vous fait boire et dont on vous arrose
En négligé coquet ou plus *simple appareil*,
Apaise une névrose, arrête une chlorose,
J'ai voulu jeter, moi qui vois la vie en rose,
Dans cette eau médicale un rayon de soleil.

Nous avons, tous les deux, notre fée à baguette :
La Source, la Nature, et ces dames rendront,
— Et quel que soit le mal qui vous tienne ou vous guette —
La joie à votre cœur, les fleurs à votre front.

Que faut-il pour cela ? D'aimables pénitences :
Douches et verres d'eau, promenades et danses.
La nymphe Saint-Léger, de docteur en docteur
Fait, depuis trois cents ans, toutes ses confidences,
Et de ce traitement elle seule est l'auteur.

Elle n'est point bégueule ; elle est même gentille.
Elle se laisse boire ; elle pique, pétille
Sur les bords de la coupe et des lèvres, et met
— Grâce au gaz — sur l'oreille un gai petit plumet.
Bien plus. Entre ses bras, au fond d'une baignoire
Chaude encor des baisers d'un brûlant *serpentin*,
Elle vous berce — ou, par les trous d'une écumoire,
Crible de dards glacés votre peau de satin.

Elle a mille secrets et pour femme et pour homme.
Le docteur seul a droit, — puisqu'il a son diplôme —
D'en savoir avec vous quelque chose, — et, pour moi,
Si je dois vous guérir... c'est de je ne sais quoi.

« — Promener, conter et distraire,
 Voilà, m'a-t-on dit, votre affaire ! — »
Et je vous ai conduit de montagne en vallon,
Dans le château moderne et dans la vieille église,
A travers les forêts où l'oiseau vocalise,
Aux Forges, à la Loire, — avec ou sans valise, —
Par le plus court chemin... jamais par le plus long.

 La légende ainsi que l'histoire,
 J'ai tout cherché, tout raconté !
 J'en épuisai mon écritoire ;
 Non votre curiosité.

Peut-être, quelquefois, un fol éclat de rire
Après un verre d'eau l'aura fait digérer —
— Ce que les médecins ne cessent de prescrire.
Il s'agit de la rendre ou bien... de la pleurer.

Vous ne vous doutez pas, — non, certes, —
Des coins poudreux, des mares vertes
Où l'on errait perdus par temps chauds, par temps froids,
Et des dangers et des querelles...
Les femmes s'entendraient entre elles
Où nous nous disputions toujours. — Nous étions trois !

Nous étions trois, vraiment, — trois en campagne, en quête,
Et trois têtes d'amis dans la même casquette, —
Avec trois ânes, trois chevaux,
Brûlant les grands chemins en charrette, en voiture,
Et trottant, — tout un jour lestés d'une friture —
De Saint-Aubin-la-Forge à Parigny-les-Vaulx.

Et les dangers courus, un soir, avec nos ânes !
Nous revînmes dolents bien que partis très crânes,
Et par eux jetés à l'envers
Dans un large fossé, plein d'une eau vexatoire !
Comme elle eût pu crier, la vieille de l'histoire :
— *Patatras, monsieur de Nevers !*

Car un jour que le duc s'en allait sur sa bête
Près de Pouilly-sur-Loire, il choppe — et, sur la tête
Tombe. J'écris la tête ! Ah ! c'était sur bien pis.
Une vieille au chemin, riant à chaudes larmes,
Dit : — Patatras, monsieur de Nevers ! — Ses gens d'ar-
Vinrent, le lendemain, ravager le pays !!!   [mes
Nous, nous en avons ri. Pour nous mettre en colère
Nous ne sommes point ducs ; l'eau, d'ailleurs, était claire.

Et voilà ce qu'il a fallu
Affronter cependant de périls et de routes

Pour vous donner, de suite, à tous ainsi qu'à toutes,
Un livre si complet quoique si vite lu.

Soyez donc indulgents, buveurs, à ce volume
Que, — par droit de diplôme et vacances de plume —
Nous avons composé pour votre guérison !
Par l'eau, la promenade, il s'agit de combattre
Contre les maux entrés chez vous par trahison ;
Et puissiez-vous, ainsi que le roi Diable-à-quatre,
Guéris, reconnaissants, refaire une saison
Pour dire aux Eaux : — Merci ! vous aviez bien raison !

ADDITUM

Liste des plantes (rares pour le centre de la France) qui se trouvent aux environs de Pougues.

Thalictrum collinum, Vélar, Tronsanges.
— expansum, Jord, Fourchambault.
— nigricans, Jacq.
Anemone pulsatilla, L.-C., aux environs de Pougues.
Helianthemum procumbens, Dunal, Pougues.
Hypericum montanum, L., coteaux de Pougues.
Tetragonolobus siliquosus, Roth, Parigny.
Fragaria elatior, Ehrhart, Parigny.
Rosa pumila, L., vallée de Pougues.
Valerianella morisonii, D. C., coteau de Neuilly près Pougues.
Knautia indivisa, Boreau, Pougues.
Carduncellus mitissimus, D. C., Pougues.
Leontodon hastile, L., Pougues.
Gentiana germanica, Wild, Pougues, Parigny.
Odontites chrysantha, Boreau, revers oriental du mont Givre, près Pougues.

Orobanche unicolor, Boreau, Neuilly près Pougues.

Phalangium ramosum, Lam. C., aux environs de Pougues.

Scilla bifolia, L., Pougues.

Aceras antropophora, Rob. Brown, Pougues, Parigny.

Orchis militaris, L., Pougues, Garchisy, Parigny.

Orchis odoratissima, L., Pougues, Parigny, Soulangy.

Ophrys muscifera, Huds., Pougues, Garchisy, Parigny.

Ophrys arachnites, Reichard, Pougues.

Cephalanthera grandiflora, Babg., Pougues, Parigny.

Cephalanthera ensifolia, Rich, Pougues, Parigny.

Epipactis viridiflora, Reichenb., coteaux de Pougues.

Epipactis atrorubens, Reichenb., Pougues, Parigny.

Neottia nidus avis, Richard, Pougues.

Carex halleriana, Asso, Pougues, Parigny.

Avena pratensis, L., Pougues, Parigny, Soulangy.

Nihella glomerata, Kutz, Pougues.

(*Ex* Boreau, *Flore du Centre*, 3e édition, Paris, 1857.)

TABLE

	PAGES
Préface	1

PREMIÈRE PARTIE

Renseignements utiles sur la Station	7
Pougues	17
Le Passé de Pougues	29
La Journée des Buveurs	39
L'Hygiène du Buveur a Pougues	47
Le Terrain de la Vallée de Pougues	55
Caractères physiques et chimiques des Eaux de Pougues	61
Propriétés physiologiques des Eaux de Pougues	67
Maladies auxquelles conviennent les Eaux de Pougues	75
Maladies des voies digestives	77
Dyspepsies	77
Gastralgie	82
Diarrhées chroniques	86
Maladies des annexes du tube digestif	89
Engorgement de la rate et fièvres intermittentes	89
Maladies du foie	91

	PAGES
Congestions chroniques ou engorgements du foie	93
Lithiase biliaire et coliques hépatiques	95
Maladies des voies urinaires	99
Pyélite chronique	99
Cystite chronique ou catarrhe vésical	100
Gravelles	102
Coliques néphrétiques	105
Maladies diathésiques ou générales	107
Goutte	107
Diabète	109
Anémie	111
Chlorose	113
MALADIES AUXQUELLES LES EAUX DE POUGUES NE CONVIENNENT PAS	117
L'EMBOUTEILLAGE DES EAUX DE POUGUES	119

DEUXIÈME PARTIE

A PROPOS ET AVANT-PROPOS D'EXCURSIONS	125
LA NIÈVRE A VOL D'OISEAU	131
DE POUGUES A BIZY	139
DE POUGUES A LA CHARITÉ	151
DE POUGUES AU CHATEAU DE MIMONT	169
DE POUGUES A GUÉRIGNY ET A LA VALLÉE DE NIFOND	179
DE POUGUES A POISEUX ET A LA FONTAINE DES FÉES	191
DE POUGUES A SOULANGY, LA LOIRE ET GARCHIZY	203
DE POUGUES AU CHATEAU DE PRUNEVAUX, A NOLAY ET A LA VALLÉE DE RIGNY	215
DE POUGUES AU CHATEAU DES COQUES	229

	PAGES
De Pougues a Chaulgnes, la forêt de Bertrange et Raveau	241
De Pougues a Clamour, Germigny et le Berry	253
De Pougues a Nevers	263
De Pougues a Champvoux et au Battoir	297
De Pougues a Frasnay-les-Chanoines, Saint-Aubin-les-Forges et la vallée de la Douée	305
De Pougues a Prémery et aux sources de la Nièvre	315
De Pougues au chateau de Luanges et a Urzy	325
De Pougues au chateau des Bordes	335
De Pougues a Fourchambault et au chateau de Chasnay	347
De Pougues a Marzy, le Bec-d'Allier et Cuffy	357
Post-Face	367

ADDITUM

Liste des plantes (rares pour le centre de la France) qui se trouvent aux environs de Pougues	371

POUGUES-LES-EAUX (Nièvre)
GRAND HOTEL DU PARC
ANCIEN HOTEL DES BAINS
Le plus près des Sources et des Bains
LE SEUL FAISANT FACE
A l'Entrée de l'Établissement
ET AYANT VUE SPLENDIDE
SUR LE PARC, LE CASINO
et le Kiosque de la Musique

Se recommande par sa bonne Table et son grand Confortable

CYPRÈS-FILEUX, Propriétaire

POUGUES-LES-EAUX (Nièvre)
Grand Hotel
DE
L'Établissement Thermal
OU
Hôtel des Eaux

Le seul dépendant de l'administration des eaux de Pougues, le plus vaste et le plus important, situé près des Sources et des Bains, avec sa villa séparée pour familles ; ses bosquets et ses jardins, son grand confortable, en font l'établissement le plus fréquenté de la station ; il est le rendez-vous de la bonne société. — Grands et petits appartements. — Salon. — Soins assidus. — Chevaux de selle. — Equipages et voitures pour promenades. — Prix modérés. — Omnibus à tous les trains.

Jules GUIMARD, Propriétaire

POUGUES-LES-EAUX (Nièvre)
HOTEL DE FRANCE
TRICOT, Propriétaire

A proximité de l'Établissement, de la Poste et du Télégraphe

Cet hôtel, agrandi et entièrement remis à neuf, se recommande par son excellente cuisine et ses bons vins. Situé à mi-côte, il se recommande aussi par son emplacement salubre, où il n'existe jamais la moindre humidité.

SALON — *PRIX MODÉRÉS* — *JARDIN*
Voitures pour promenades. — Omnibus à tous les trains.

POUGUES-LES-EAUX (Nièvre)
Hôtel des Bains
ET
HOTEL DU CHALET

Propriétaire

Très bien situés, près l'Établissement thermal, entourés de très grands Jardins et Bosquets.

Grands et petits Appartements pour famille.

Table d'hôte, Service particulier.

Ses prix sont de 8 francs par jour, chambre, nourriture, service compris.

Voitures élégantes pour Promenades, Chevaux de Selle
OMNIBUS A TOUS LES TRAINS

Grand Hôtel de la Paix
FAUCONNIER

NEVERS — En face la Gare

TRÈS BIEN SITUÉ

Appartements complets pour Familles

Grand confortable sous tous les rapports

REMISES — ÉCURIES

Maison de Teintures, Nettoyages

4 Médailles. — Premiers Prix aux Expositions

FÉLIX MÉGRET
TEINTURIER-APPRÊTEUR

Rue de l'Oratoire, 6, à Nevers

NUANCES A LA MODE
SUR ÉCHANTILLONS

NETTOYAGE A SEC
de tous Vêtements confectionnés, de Robes, Souliers, Gants pour Soirées

Blanchissage à Neuf de Flanelles

POUGUES-LES-EAUX (Nièvre)

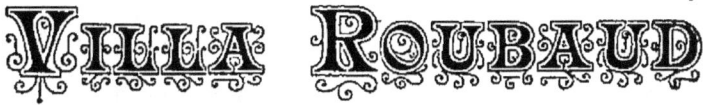

TOUCHANT

Le Parc et l'Établissement thermal

VASTE JARDIN

CHAMBRES

TRÈS CONFORTABLEMENT MEUBLÉES

H. ROHDÉ - STAUB

Éditeur de Musique

FACTEUR DE PIANOS

Magasins de Vente & Location
Paris, 9, rue Caumartin, 9, Paris
Manufacture à Nancy

VENTE PAR ABONNEMENT MENSUEL
Au Prix de la Location depuis **25** fr. par mois.
3 ANS DE CRÉDIT

Bonbons de **PREMIER CHOIX** ⌒ *GATEAUX* D'ENTREMETS Petits-Fours ⌒ **FOURNITURES** pour Dîners et Soirées	**Nougatine Nivernaise** LA SEULE VÉRITABLE ◆ **Maison GUILLOT** **NEVERS** 57, *rue du Commerce*	*Fabrication* de **GLACES, BOMBES** *FROMAGES* GLACÉS Pour la Ville et LA CAMPAGNE ⌒ **EXPÉDITIONS** tous les jours

Librairie, Papeterie, Imprimerie, Reliure

MAZERON FRÈRES

NEVERS

Magasin : Rue du Commerce, 41
Ateliers hydrauliques : Rue du Pont-Ciseau

Librairie moderne. — Littérature et Romans
Ouvrages sur le Nivernais. — Guides, Vues, Cartes
et Plans pour le Département. — Papeterie
et Fournitures de Bureaux. — Articles pour le Dessin.
Papiers de toutes sortes. — Sacs et emballage.
Spécialité d'impressions pour le Commerce, l'Industrie
et les Administrations. — Travail soigné
à prix très réduits. — Gravure et Lithographie.
Atelier de Reliure. — Travail pour amateurs et reliures
ordinaires. — Collage de Cartes et Plans.
Cartons de Bureaux. — Fabrique de Registres à dos
élastiques. — Réglure mécanique suivant commande

THERMO-GYMNASE MÉDICAL

De la Chaussée-d'Antin

49, Rue de la Chaussée-d'Antin, 49

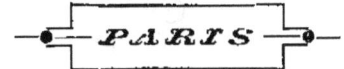
PARIS

HYDROTHÉRAPIE
(Chaude et froide)

et

GYMNASTIQUE MÉDICALE

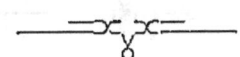

DIRECTEURS

MM. le Dr Fauquez et E. Soleirol

Eau de Source
à 9 degrés

Fournie par un forage artésien

CHOCOLAT du PARA

Véritable Cacao en feuilles de Para

CHOCOLAT DE CHOIX

BONBONNERIE FINE
En Chocolat

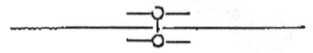

GROS & DÉTAIL

J.-B. GAUVIN & Cie, Fabricants

134, avenue de Versailles, 134

PARIS

Le Clairon

Journal politique quotidien

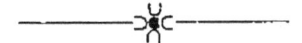

J. CORNÉLY

RÉDACTEUR EN CHEF GÉRANT

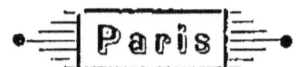

Administration · et Rédaction

8, Boulevard des Capucines, 8

Paris

Abonnements:

Paris. — 3 mois . . . . **13 fr. 50**
Départements. — 3 mois . . . **16 fr**
Étranger.—Suivant les conventions postales.

Paris. — Imp. Motteroz, 54 bis, rue du Four.

www.ingramcontent.com/pod-product-compliance
Lightning Source LLC
Chambersburg PA
CBHW060611170426
43201CB00009B/985